AF314937

PRÉCEPTES.

DE LA BIENSÉANCE.

TRADUCTION

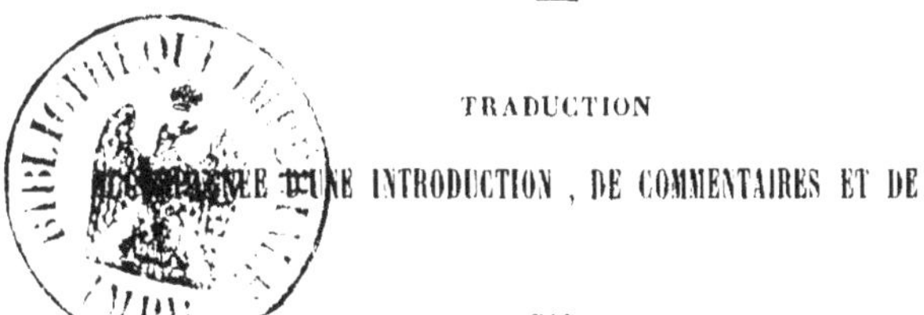

ACCOMPAGNÉE D'UNE INTRODUCTION, DE COMMENTAIRES ET DE NOTES,

PAR

MM. **BOYER**, *Professeur*, *et* **GIRBAL**, *Agrégé*
à la Faculté de médecine de Montpellier.

MONTPELLIER,

IMPRIMERIE DE RICARD FRÈRES, PLAN D'ENCIVADE, 3.
1855.

PRÉCEPTES.

DE LA BIENSÉANCE.

AVANT-PROPOS

« On a trop insisté, dit Fréd. Bérard, sur les dogmes qu'a établis Hippocrate, et pas assez sur la philosophie qui l'a dirigé (1). » Cette pensée est d'une grande jus-

---

(1) Doctrine médic. de l'École de Montpellier, pag. 243.

tesse : il eût été plus naturel et plus utile de s'appesantir aussi sur sa méthode et sur sa logique, et de saisir les rapports qui les unissent avec les principes généraux qu'il a posés, et les détails les plus intimes de sa doctrine. Au lieu d'étudier la philosophie de l'École de Cos dans les œuvres et les textes même où elle est exposée, on s'est plutôt attaché à la deviner dans des Traités pratiques qui n'en offrent souvent qu'une expression imparfaite. Il en est résulté qu'on n'en a bien compris ni le véritable caractère, ni toute la fécondité.

On a trop généralement regardé comme apocryphes la plupart des Traités de la collection hippocratique spécialement consacrés à la philosophie médicale, sans les examiner avec assez d'attention. Cela devait être : également hostiles à l'Empirisme et au Rationalisme purs, ils blessaient les préjugés des sectes qui ont tour à tour dominé la médecine ; ils devaient par cela même être rejetés ou mal appréciés. Leur valeur véritable n'a commencé à être bien connue qu'au XVIe et au XVIIe siècles, lorsque la puissance de la méthode expérimentale se montra sous un nouveau jour. On se dégagea peu à peu de préjugés philologiques et systématiques favorables à de funestes erreurs ; mais ce retour à la vérité n'eut lieu qu'avec une lenteur extrême.

Tout n'est point encore fait aujourd'hui, malgré les beaux travaux de nos contemporains, parmi lesquels nous citerons surtout MM. Littré et Daremberg.

A la fin du XVIIe siècle, un savant helléniste, Dacier, bien qu'étranger à la médecine, voulut enrichir notre langue d'une traduction des œuvres d'Hippocrate. Frappé de la grandeur et de la justesse de ses idées philosophiques, il commença par les ouvrages qui en contiennent l'exposition la plus complète, tels que les traités *de l'art*, *de l'ancienne médecine, de la loi, du serment, du médecin*, *de la décence (bienséance)* et *des préceptes* (1).

Cet exemple resta long-temps sans imitateurs. Le XVIIIe siècle vit paraître de nombreuses traductions françaises des *aphorismes*, du *pronostic*, etc.; les écrits philosophiques furent négligés.

En 1804, Gardeil publia, le premier, une traduction française de toute la collection hippocratique; mais les traités philosophiques sont mêlés avec les autres, et aucun commentaire ne les accompagne.

Dès 1839, M. Littré a repris cette œuvre importante, montrant une supériorité si grande qu'il a de beaucoup dépassé tout ce qui avait été fait en France avant lui. Nous regrettons néanmoins que sa classification, principalement fondée sur des vues philologiques et historiques, ait rompu l'enchaînement naturel et l'unité philosophique des œuvres de l'École de Cos. C'est ainsi que les livres *de l'ancienne médecine, de la loi, du serment, de l'art*, sont dispersés dans les huit premiers volumes. *Le médecin*, *la décence, les préceptes*, n'ont pas encore vu le jour.

M. Daremberg a eu soin de placer les uns à la suite des autres *le serment, la loi, l'art, le médecin*. Nous aurions désiré qu'il eût également traduit *l'ancienne médecine*, *les préceptes* et *la décence (bienséance)* (2.

---

(1) Dacier. Œuvres d'Hippocrate. 1697. L'ouvrage n'a pas été terminé. L'auteur cite une traduction française, antérieure à la sienne, qui est aussi restée incomplète. C'est sans doute celle de Tardy.

2) Daremberg. Œuvres choisies d'Hippocrate. 2e édit. 1855. Comme plusieurs de ses prédécesseurs, M. Daremberg a compris que les sept

Ces deux derniers ouvrages offrent une importance réelle, au point de vue philosophique. Il n'en existe pas de traduction fidèle, et les rares aperçus auxquels ils ont donné lieu nous ont paru généralement défectueux. C'est ce qui nous a déterminés à en faire l'objet d'une étude spéciale.

Traités que nous indiquons forment une série naturelle inspirée par la même pensée. Il les divise en isagogiques ou introductoires et philosophiques, distinction qui ne nous paraît point parfaitement exacte. Les *préceptes* et la *bienséance*, placés par lui dans la première classe, appartiennent à la seconde, tout autant que *l'art* et *l'ancienne médecine*. Ajoutons que dans son introduction M. Daremberg donne la traduction d'un passage des *Préceptes* relatif au salaire, aux consultations et à la nécessité d'étudier de bonne heure la médecine.

PRÉCEPTES.

INTRODUCTION.

Parmi les écrits philosophiques de la collection, le Traité intulilé Παραγγελίαι, *Préceptes*, est l'un des plus importants et des moins connus. Cela tient sans doute en partie à ce que Galien et Érotien n'en ont point parlé. Gruner conjecture que *les Préceptes* ont été composés assez tard par un partisan de la secte des empiriques (1). Boisseau et Jourdan partagent cette opinion. « Tout emploi du raisonnement y est proscrit, disent-ils, et l'auteur ne veut reconnaître d'autre guide que l'expérience (2). » Ceci prouve avec quelle légèreté cet écrit a été jugé : l'Empirisme y est combattu avec autant de force que le Rationalisme pur ; l'Empirisme Rationnel y est considéré comme la seule méthode qui puisse servir à constituer tout art et toute science.

---

(1) Gruner. *Censura librorum Hippocraticorum.* Breslau, 1773, in-8°, p. 86.

2) Biographie méd. du Dict. des scienc. méd. 1822. t. V, p. 221.

Dacier en a caractérisé l'esprit et la portée de la manière suivante : « Ce traité est très-beau, très-profond, très-digne d'un grand philosophe ; mais il est écrit fort obscurément. Hippocrate y affecte une brièveté qui ressent fort le style et la gravité des Oracles ; son but est d'instruire le médecin ; il embrasse ici plus de matière que dans les Traités *de la Décence et du Médecin*; il ne s'adresse pas aux apprentis, mais aux maîtres; il leur donne des préceptes généraux courts et sentencieux qui renferment beaucoup de sens en peu de paroles (1). »

De Gérando en cite seulement quelques phrases dans lesquelles il trouve la philosophie hippocratique tout entière qui semble, ajoute-t-il, avoir été tracée par Bacon lui-même. Voici le jugement qu'il porte à cette occasion : « Hippocrate a donné, dans toutes les branches des sciences médicales, le premier exemple et l'un des exemples les plus admirables de la manière de procéder dans les sciences. Il est celui de tous les anciens qui a le mieux connu, le mieux développé, le mieux appliqué les méthodes expérimentales; qui a jeté un regard plus philosophique sur la nature ; toutes les sciences naturelles ressentirent l'influence de son génie. Aristote, dans son livre des météores et dans quelques autres, lui a beaucoup emprunté........ Loin de se renfermer dans un stérile empirisme, il a constamment combattu ces procédés aveugles qui appliquent les exemples sans savoir les interroger par l'induction; il fait consister la recherche du vrai dans l'art de savoir associer la raison à l'expérience......... Il a lié étroitement la médecine à

---

1. Dacier. Ouv. cité, t. 1, p. 217.

l'étude de l'homme moral, et pénétré dans le cœur humain pour y observer la marche et les effets des passions (1). »

Fréd. Bérard fait un long commentaire sur les premiers paragraphes des *Préceptes*. Il y trouve aussi toute la philosophie de Cos, et dit en terminant : « Nous ne connaissons aucun système d'idéologie ancienne ou moderne qui nous paraisse aussi exact et aussi simple que celui qui nous est présenté dans ces quelques lignes. On n'en appréciera peut-être toute la vérité que lorsque la logique de toutes les sciences et surtout celle de la médecine sera fixée à jamais. Nous ne craignons pas de le dire à un siècle qui ne rabaisse sa gloire devant aucune autre : nous ne devons pas encore entendre pleinement cette manière de philosopher, puisque nous ne la mettons pas toujours en usage. Nos mains grossières ne savent pas se servir encore d'un instrument si délicat et si parfait (2). »

Rappelons aussi le jugement que Dezeimeris a porté sur les *Préceptes* : « Quoique tous les critiques, excepté Foës et Schelhammer, rejettent cet ouvrage, il y en a peu, dans la collection hippocratique, qui soient plus dignes de l'homme qui arracha la médecine aux spéculations stériles des philosophes. C'est dans cet ouvrage que sont posés avec plus de justesse et de fermeté que dans ceux d'aucun philosophe de l'antiquité, les principes fondamentaux de la psychologie, le vrai système de la géné-

---

(1) De Gérando. Histoire comparée des systèmes de philosophie 1822, t. I, pages 491 et 492.

(2) Fr Bérard. Ouv. cité, p. 246.

ration des connaissances humaines, et par conséquent les lois de la logique des sciences (1). »

M. Littré s'occupe peu des *Préceptes*. « Le silence des commentateurs de l'antiquité, dit-il, laisse planer sur cet opuscule la plus grande obscurité (2). »

M. Daremberg a trouvé, dans un manuscrit du Vatican, une scholie inédite qui prouve que le Traité des *Préceptes* avait été connu des critiques de l'antiquité, et qu'il mérite d'être soumis à une nouvelle étude (3).

Ce qui précède montre suffisamment combien il est utile de s'occuper de nouveau d'un Traité qui a reçu, dès le XVIIe siècle, de si grands éloges, confirmés depuis par des hommes aussi éminents que Dacier, de Gérando, Fréd. Bérard, etc.

On ne saurait douter que ce Livre appartienne aux écrits légitimes de l'École de Cos, et qu'il montre, au plus haut degré, le génie qui la caractérise. L'idée-mère exprimée dans la première partie appartient sans nul doute à Hippocrate lui-même. Ses successeurs immédiats ont peut-être travaillé à le compléter ; mais ils en ont fidèlement conservé les pensées principales. Ne serait-il pas superflu de discuter longuement l'authenticité d'un écrit qui se coordonne si bien avec les principes doctrinaux des traités reconnus les plus légitimes, et qui en reproduit et en résume les préceptes les plus fondamentaux !

---

(1) Dict. histor. de la médecine. 1836, t. III, p. 182.
(2) Littré. Œuv. d'Hipp. 1839, t. I, p. 415.
(3) Daremberg. Ouv. cité. Introduct. p. 78.

Maintenant, un mot sur la manière dont a été composé notre travail, et sur les difficultés qu'il a présentées.

Nous avons comparé un grand nombre de textes grecs; nous les avons modifiés et éclairés les uns par les autres, pour en obtenir un aussi exact et aussi pur que possible. Nous avons traduit sans examiner, au préalable, ce qui avait été fait avant nous, afin d'échapper à toute influence étrangère. C'est alors seulement que notre attention s'est portée sur plusieurs traductions latines, et sur celles de Dacier et de Gardeil. Elles sont toutes insuffisantes : les auteurs se sont souvent copiés même dans des passages erronés et inintelligibles. Sur d'autres points, ils sont en contradiction les uns avec les autres, sans parvenir à rendre la véritable pensée hippocratique.

Ceci ne diminue point le mérite réel de la plupart de ces savants traducteurs dont les recherches nous ont été fort utiles. Quand on lutte contre de si grands obstacles, on ne parvient au but que par des efforts successifs.

Le style des *Préceptes* est vigoureux, concis et parfois obscur. Quelques passages semblent altérés. Heureusement le sens général est parfaitement intelligible dans les points principaux. Comme beaucoup d'autres traités de l'École de Cos, celui-ci présente des interpolations et des pensées détachées qui ne sont point unies par un lien naturel. Nous avons tâché de reproduire autant que possible le sens littéral et la concision du texte grec, en sacrifiant l'élégance de la forme à la fidélité.

Nous avons établi plusieurs sections d'après la diversité des matières, sans nous astreindre aux divisions variées suivies jusqu'ici par les traducteurs et les commentateurs.

TRADUCTION.

I.

Il est un temps qui contient l'occasion ; mais le temps dans lequel l'occasion est renfermée n'est pas long. La guérison s'obtient tantôt par le temps, tantôt dans l'occasion (tantôt par l'expectation, tantôt par une médication opportune) (1).

Pénétré de cette vérité, le médecin doit établir les règles de la thérapeutique, en s'appuyant, non sur des raisonnements *à priori*, quelque vraisemblables qu'ils puissent être, mais sur l'expérience unie à la raison.

Le jugement est une espèce de mémoire qui rassemble et met en ordre les impressions saisies par les sens et reproduites fidèlement par l'imagination (2). Les sens reçoivent d'abord l'impression des objets, et la transmettent ensuite à l'entendement (3). Celui-ci, frappé souvent par ces impressions, et démêlant en elles leur

---

(1) Au lieu de καὶ καιρὸς ἐν ᾧ χρόνος, nous lisons καὶ χρόνος ἐν ᾧ καιρός. Ce dernier mot indique le moment où il convient surtout de remplir une indication thérapeutique. Hippocrate parle souvent de l'*occasion fugitive*, notamment dans le premier aphorisme et dans le Traité *des lieux dans l'homme.*

(2) αἴσθησις signifie à la fois l'impression sensitive et la perception intellectuelle de cette impression.

(3) διάνοια signifie entendement en général, et plus particulièrement réflexion, méditation.

succession et leurs analogies, les classe, les élabore par la réflexion, et les conserve en les confiant à la mémoire.

Je loue donc le raisonnement, lorsqu'il s'appuie sur l'observation, et qu'il dispose avec méthode l'enchaînement des phénomènes. S'il prend pour point de départ les faits tels qu'ils se sont accomplis d'une manière évidente, il trouve la vérité par la puissance de la méditation qui insiste sur chaque objet en particulier et les classe tous d'après leur ordre naturel de succession.

Il faut savoir que la nature est mue et dirigée par des causes nombreuses et variées soumises à une force intérieure nécessaire (1).

L'entendement guidé par l'observation de la nature, en suivant l'ordre que j'ai indiqué, marche ensuite (inductivement) vers la vérité. Si, au lieu de suivre la route de l'évidence, il se laisse entraîner par des raisonnements séduisants mais chimériques, il contracte une habitude funeste dont il a de la peine à se débarrasser. Ceux qui suivent cette dernière méthode s'engagent dans une voie sans issue (2).

N'est-il pas fâcheux que ceux-ci, pratiquant mal la médecine, reçoivent un salaire? N'est-il pas plus fâcheux encore que leurs malades, qui n'y peuvent rien, aient à combattre à la fois et la violence du mal et l'ignorance du médecin? En voilà bien assez sur ces derniers.

Rappelons donc, en concluant, que l'on ne doit pas se

----

(1) φύσις indique ici la nature entière, l'univers.

(2) Dans l'*ancienne médecine*, Hippocrate s'élève avec la même vigueur contre le danger des hypothèses. Dans *la loi*, il dit : « Il n'y a que deux choses : la science et l'opinion ; celle-là conduit au savoir; celle-ci à l'erreur. » L'opinion est ce qui repose sur l'hypothèse.

lier aux résultats obtenus par le raisonnement seul, mais
qu'il faut avoir confiance dans ceux qui dérivent de la
pratique (1).

L'affirmation dogmatique, unie à un grand étalage de
paroles, est dangereuse et conduit aisément à l'erreur (2).
Il faut insister sur les faits vus dans leur totalité et les
méditer long-temps, si l'on veut acquérir ces habitudes
fermes et sûres qui constituent ce qui mérite le nom
d'art médical. C'est ainsi que l'on sera très-utile et aux
malades et à leurs médecins *démiurges* (3).

Ne craignons pas de recueillir, même auprès des personnes étrangères à notre art, tous les renseignements
qui peuvent servir aux indications thérapeutiques. Je
crois, en effet, que tout art a été constitué d'après ce
procédé, c'est-à-dire en observant tous les faits en particulier, et en les classant d'après leurs analogies (pour
en déduire des lois , (4).

Attachez-vous à observer l'enchaînement ordinaire des

---

(1) On lit également, dans le Traité *de la bienséance* : la bonne
leçon naît de l'œuvre.

(2) Dans plusieurs autres de ses livres, Hippocrate s'élève avec la
même force contre tout ce qui sent l'étalage et le charlatanisme, soit
dans les actes, soit dans les paroles. Un des traits principaux de son
caractère et de son enseignement est un amour profond de la simplicité et de la vérité.

(3) Aristote distingue trois classes de médecins : les démiurges
(médecins vulgaires), les médecins architectes et les médecins vraiment savants. Sprengel a commis à ce sujet plusieurs erreurs.
(Hist. de la méd., t. I, p. 281.) Nous reviendrons sur ce point.

(4) Même pensée dans le Traité de *l'ancienne médecine* ; ici elle
est plus généralisée.

phénomènes. Il est plus convenable de les apprécier avec calme et dans un but d'utilité, que de s'en servir pour une pompeuse apologie de sa propre pratique. Il importe de déterminer à l'avance quelles sont les médications variées qui peuvent être prescrites au malade. N'affirmez pas avec trop d'assurance qu'un remède peut seul être utile, car toutes les maladies sont susceptibles d'opposer de la résistance, par suite des circonstances environnantes et des changements nombreux qui leur sont propres.

II.

Voici maintenant un point sur lequel il convient d'être fixé. Traitera-t-on d'abord du salaire? Si vous en parlez, le malade sera convaincu que vous ne l'abandonnerez pas, que vous continuerez à le traiter; si vous n'en dites rien, il pourra craindre que vous le négligiez et que vous ne préposiez personne pour les soins ordinaires. Il faut donc s'occuper du salaire. Il ne convient pourtant pas d'en faire un objet de préoccupation pour le malade, surtout dans les affections aiguës. Celles-ci ne fournissant pas deux fois l'*occasion*, le médecin qui remplit bien son devoir s'attachera moins à son profit qu'à sa réputation. Mieux vaut avoir à se plaindre de ceux qu'on a guéris que de tourmenter ceux qui courent des dangers. Il est vrai que certains malades vous opposent les droits de l'hospitalité et la facilité de leur guérison; ils sont dignes de dédain mais non pas de punition. On doit les comparer à des navigateurs livrés à une mer orageuse.

Au nom du ciel, est-il un médecin animé de sentiments fraternels qui, dans sa pratique, ne montre de la confiance plutôt que de la dureté?

Dès le début, vous jugerez la maladie entière, vous placerez quelqu'un auprès du malade pour surveiller le traitement, et vous ne négligerez rien de ce qui peut contribuer à la guérison. Vous ne songerez pas seulement à vos honoraires, vous penserez aussi aux avantages que vous retirez pour votre instruction (1). Ne soyez pas trop exigeant, et ayez égard à la fortune et à la position de votre client. Donnez aussi, quand il le faut, des soins gratuits, préférant la reconnaissance à un dédommagement pécuniaire. Si vous avez occasion de traiter un voyageur ou un pauvre, courez à lui de préférence, assistez-le non-seulement de vos soins, mais encore de votre bourse; car l'amour de l'humanité et l'amour de la science sont inséparables.

Quelques malades, frappés de la gravité de leur état, trouvent, pour revenir à la santé, un grand secours dans les soins affectueux de leur médecin.

On doit s'occuper des malades pour les guérir, et de ceux qui se portent bien pour conserver leur santé et leurs grâces naturelles.

Ceux qui sont plongés dans une profonde ignorance des préceptes de l'art ne comprendront pas nos conseils (2). N'étant pas initiés dans l'art médical, ayant peu d'élévation dans les sentiments et peu de portée dans l'esprit, ils ont besoin d'être aidés par la fortune, et ne

---

(1) Dacier, Gardeil et M. Daremberg traduisent également: *il n'exigera son salaire qu'en vue de s'avancer dans son art.* — Sur beaucoup d'autres points, notre traduction diffère de celle de nos prédécesseurs; nous avons cru qu'il serait trop long de les signaler.

(2) Pour Hippocrate, l'art embrasse à la fois la partie scientifique et la partie morale de la médecine.

doivent leurs succès qu'à des circonstances heureuses et à des manœuvres mesquines (1). Parvenus ainsi à se faire connaître, ils suivent une voie de plus en plus mauvaise : ils vivent dans la volupté, et négligent les préceptes ir-réprochables de l'art auxquels s'attache le bon médecin qui mérite le titre de véritable artiste. Celui-ci, obtenant aisément des guérisons solides, ne s'écarte nullement de ces préceptes, même quand il est dans une position mal-heureuse, car il ne cherche que ce qui est bon et juste.

Quand les premiers voient un cas très-grave, ils ne se chargent pas de le traiter ; ils refusent l'adjonction d'autres médecins, se complaisant ainsi dans la haine que leur inspire tout secours étranger. Leurs clients, tourmentés par le mal, ont, en outre, à souffrir de ne pas s'être confiés jusqu'au bout à une thérapeutique plus conforme aux principes de l'art.

Le fait seul du traitement fournit aux malades un grand soulagement. Ceux-ci, désireux d'obtenir la gué-rison, ne veulent pas s'astreindre toujours à l'usage des mêmes moyens, imitant en cela la versalilité du mé-decin.

Les malades pauvres qui manquent de bons procédés sont ingrats ; d'autres, ayant de la fortune, font de belles promesses au sujet du salaire, voulant avant tout guérir. Ils s'excusent ensuite sur la modicité de leur fortune et du revenu de leurs propriétés, pour ne pas remplir leur engagement. En voilà bien assez sur ce point.

---

(1) On peut lire ἀνίητροι non médecins, ou ἀνίεροι non initiés, non affiliés au sacerdoce médical. Ce passage, ainsi que le suivant, a donné lieu à des interprétations diverses.

2

Le médecin doit se régler d'après la rémission et l'augmentation de la maladie.

III.

Quand un médecin est embarrassé, et que son inexpérience l'empêche de voir ce qu'il y a à faire, il ne doit pas craindre d'appeler d'autres médecins pour examiner en commun tout ce qui concerne le malade, et faire concourir tous leurs efforts au succès du traitement. Il arrive souvent que, dans le cours d'une maladie dangereuse, au moment de sa plus grande intensité, bien des choses échappent par suite du trouble dans lequel on se trouve. Il faut de la fermeté dans ces cas. Pour ma part, je ne conseille jamais autre chose que ce que l'art a décidé. Il ne convient point de se disputer et de se railler pendant la consultation (1).

Oui, je le dis avec serment, jamais un médecin ne doit chercher par ses raisonnements à nuire à un autre. Ce serait se montrer vil. C'est là surtout ce que font les charlatans des places publiques. La consultation n'a pas été établie sans raison ; car, au milieu de la plus grande abondance, il y a encore de la disette (quelque savant qu'on soit, on ne peut pas tout savoir).

Aux maximes que nous venons d'énoncer joignons-en une autre qui caractérise l'existence de l'art, lorsque le médecin sait ne pas s'en écarter : il faut recommander aux malades de ne pas se tourmenter dans le désir d'arriver promptement à la guérison. A nos yeux, ce conseil

-----

(1) Ou bien : de se disputer, autorisant ainsi les railleries auxquelles sont exposés les médecins.

est utile, et, en le suivant, vous ne vous tromperez pas. Les malades qui se laissent abattre contribuent, en effet, eux-mêmes à leur perte.

Dans le traitement d'une maladie, le médecin doit montrer que son art consiste à rétablir et à conserver la nature, non pas à la changer. S'il agit ainsi, il ne tardera pas d'obtenir un bon résultat (la confiance); s'il se conduit autrement, il provoquera la défiance.

IV.

La santé de l'homme réside dans une force particulière donnée par la nature et n'exigeant point un moteur étranger. Elle entretient par-dessus tout une certaine harmonie entre le souffle vital ($\pi\nu\epsilon\tilde{\upsilon}\mu\alpha$), la chaleur et l'élaboration des humeurs. Elle fait concourir à ce but par toutes sortes de moyens, le régime et toutes les autres circonstances, à moins qu'il n'y ait un vice congénital ou bien survenu peu de temps après la naissance. S'il en existe un, quelque petit qu'il soit, il faut s'efforcer de le ramener au mode normal, car la diminution (de cette harmonie), même lorsqu'elle s'effectue lentement, est contre nature.

V.

Pour vous donner de l'autorité auprès des malades, évitez de faire parade des mouchoirs dont on se sert pour frotter la tête (1). Les parfums sont aussi inutiles. L'exa-

------

1 A l'époque d'Hippocrate, les Grecs avaient emprunté aux étrangers l'usage de vêtements recherchés et de grands mouchoirs très-

gération expose au ridicule; la juste mesure dispose en notre faveur. A un faible degré, l'exagération n'est qu'un léger mal; est-elle poussée plus loin, le mal devient grand. Je n'interdis pas la bonne grâce; car elle convient à la profession médicale.

Il faut toujours avoir présentes à l'esprit les relations respectives des organes, les signes qui en dérivent et toutes les choses du même genre (1).

Il n'est pas très-glorieux de s'attacher à faire de beaux discours pour éblouir le public. N'invoquez pas surtout les citations poétiques; cela prouve le défaut d'études sérieuses. Je blâme ceux qui font servir à un usage étranger l'instruction acquise par beaucoup de travail. La médecine seule offre un champ assez agréable. Ne faites pas avec beaucoup de bruit un travail analogue à celui du frélon.

VI.

Il convient d'étudier la médecine de bonne heure (2). L'observation des cas présents ne suffit pas; il faut y joindre la connaissance du passé. Ceux qui ont embrassé tardivement cette profession sont pour les malades un très-grand malheur et un fléau de plus; ils dédaignent

---

fins qu'ils étalaient avec ostentation. On trouvera peut-être ce détail futile : il prouve combien Hippocrate était ennemi de toute affectation. Il voulait que, chez le médecin, tout fût simple et vrai.

(1) On a généralement traduit ὀργάνων par instruments de chirurgie. Les uns ont dit : *n'en faites pas usage;* d'autres : *on ne doit pas les oublier.*

(2) Le sens littéral est: il est à désirer que le médecin n'ait pas cette habitude qui résulte d'une étude tardive de l'art.

les bienséances ; ils se mettent peu en peine de la justesse des définitions, des préceptes de l'art et de tous les serments faits au nom des Dieux, en vertu desquels le médecin chargé d'un traitement doit se livrer à un travail continu, et instruire, par des raisonnements et des comparaisons, les personnes qui, placées auprès du malade, désirent vivement connaître son état avant le déclin de la maladie (1). Toutes les fois que je me trouverai avec de pareils hommes, je ne discuterai pas longuement ; je leur demanderai de prime-abord ce qu'il faut faire : ils ont parfois sur le traitement quelques notions éparses et avantageuses. On peut trouver, en effet, chez eux, malgré leur ignorance, certaines pratiques utiles, bien qu'ils ne connaissent pas les principes de la science. Je conseille donc de faire attention à ce qu'ils disent, et aussi de surveiller ce qu'ils font.

Quel est celui qui peut espérer posséder la totalité des dogmes si variés de la médecine, s'il ne se livre avec constance aux travaux pratiques (2)?

---

(1) Il y a ici plusieurs variantes dans les textes et les traductions ; elles changent peu néanmoins le fond de la pensée de l'auteur. Nous ne lisons pas avec Foës, Van-der-Linden, etc., διαζηλευόμενον et ξυνηθροισμένοι, mais bien, avec Chartier, διαζηλευομένων, ξυνηθροισμένων. — Hippocrate s'élève énergiquement contre les empiriques et les médecins de circonstance qui n'ont point fait d'études suffisantes. N'oublions pas que, suivant la remarque de Xénophon, il y avait des hommes qui pratiquaient notre art sur une simple permission des magistrats.

(2) Dans les textes, cette phrase est avant la précédente. Nous avons cru devoir les transposer pour la liaison des idées.

VII.

N'insistez pas trop long-temps sur une diète sévère, car elle produit une appétence exagérée. Trop d'indulgence néanmoins prolonge aussi la maladie. Ne doit-on pas se garder d'accorder à un aveugle tout ce qu'il demande ?

Je proscris cette condescendance qui romprait l'unité de vues.

Les brusques variations de l'atmosphère sont dangereuses.

Tout est gracieux dans la vigueur de l'âge; c'est le contraire dans la vieillesse.

L'obscurité de la parole provient d'une maladie de la langue, des oreilles, de trop d'empressement à commencer un mot avant d'en avoir terminé un autre, ou enfin de ce qu'une pensée survient avant qu'une autre ait été émise. (De la succession trop rapide des paroles et des pensées.) Cette obscurité, quand elle ne tient pas à une maladie évidente et déterminée, arrive surtout chez ceux qui se livrent au travail avec excès.

Quand le mal est léger, la jeunesse suffit souvent pour guérir.

Le défaut de réaction annonce qu'une maladie sera longue.

La crise est une solution de la maladie. Une cause légère suffit pour la déterminer, quand la lésion n'occupe pas un organe important.

De même que nous souffrons sympathiquement des maux d'autrui, de même quelques organes souffrent par sympathie des maux d'un autre. (La loi des sympathies existe pour les organes comme pour les hommes.)

Le grand bruit incommode.

Il ne faut pas se livrer à un travail excessif.

Une atmosphère maritime est utile (1).

COMMENTAIRE.

I.

La première partie de ce traité est relative à la méthode que l'on doit suivre dans les sciences naturelles, à l'origine de nos connaissances, à l'analyse des facultés de l'entendement, au rôle que jouent les sens, à la constance des lois de la nature et aux procédés à l'aide desquels on parvient à les saisir. Ces principes généraux sont appliqués ensuite à la médecine.

Ce qui frappe d'abord, c'est la vigueur avec laquelle les questions les plus difficiles sont abordées et la netteté qui préside à leur solution.

Dans le traité de *l'ancienne médecine*, l'École de Cos s'est élevée contre les sophistes et les médecins spécialement physiciens, disciples d'Empédocle. Dans celui de *la nature de l'homme*, elle a réfuté avec le même succès Mélissus ainsi que les médecins et les philosophes purement métaphysiciens.

Après les travaux de polémique qui ont renversé les erreurs, devaient venir les traités dogmatiques posant d'une manière définitive l'esprit philosophique de l'hippo-

---

(1) Nous lisons ἁλυκώδης (maritime) au lieu de ἡδυώδης (agréable) que portent plusieurs textes. Ceci est du reste peu important.

cratisme. Tel est en partie l'objet *des Préceptes* : l'auteur démontre peu; il affirme, il établit avec autant de force que de justesse la nécessité de l'empirisme raisonné, associant dans de justes mesures l'expérience et le raisonnement.

Hippocrate en a formulé le premier les règles avec précision; il en a fait les plus nombreuses et les plus belles applications. Ce beau génie n'était pas un philosophe spéculatif et de profession; il était médecin et philosophe pratique. C'est là ce qui fait sa supériorité. Ses dogmes sont simples et précis, et les vérités qu'il expose frappent en général par leur évidence.

L'analyse des facultés de l'entendement contenue dans *les Préceptes* mérite de fixer toute notre attention : dans le préambule de *l'officine du médecin* attribuée par tous les auteurs à Hippocrate, il est particulièrement question des sens et de l'analyse; dans *les Préceptes*, l'auteur insiste davantage sur l'entendement lui-même et sur la synthèse. Ces deux morceaux semblent se compléter. Voici l'introduction de *l'officine* : « Il faut, dès le début, saisir par la vue, le toucher, l'ouïe, les analogies et les différences des objets, en commençant par les plus grands, les plus faciles, par ceux qui sont généralement connus à l'aide de tous nos moyens. Il faut ensuite s'en emparer de la manière la plus complète, par le travail actif de la vision, du toucher, de l'audition, de l'olfaction, du goût et de l'entendement; en un mot par tous les moyens que nous possédons pour connaître tous les objets qui sont à notre portée. » Dans ce passage, Hippocrate trace la marche habituelle de l'esprit dans la recherche de la vérité : après avoir jeté un coup d'œil général sur l'ensemble des objets, on esquisse, à grands traits, le tableau de leurs rapports et de leurs différences, pour en faire ensuite, à l'aide des sens et de l'entendement, un examen plus approfondi. Ici l'entendement n'est que mentionné; ses facultés spéciales ne sont ni distinguées ni même indiquées. C'est dans *les Préceptes* qu'elles se trouvent soigneusement analysées.

Tout acte intellectuel dérive de la sensation, en prenant ce mot dans son acception la plus large. L'entendement n'a pas d'idées innées; c'est la sensation qui fournit tous les matériaux de la pensée. Mais la sensation ne devient pas idée par une simple transformation; une élaboration intime de l'entendement est indispensable pour que l'idée jaillisse. Aussi l'auteur dit-il expressément que la sensation αἴσθησις est le pourvoyeur ἀναπομπός de l'entendement; et que la vérité s'obtient par la force plastique δυνάμει de l'entendement. En sorte que si, pour lui, *nihil est in intellectu quod prius non fuerit in sensu*, il faut ajouter, pour traduire sa pensée, *nisi ipse intellectus*. Or, dans cet entendement actif, il trouve : 1° la faculté de recevoir et de percevoir les impressions internes et externes (aperception, αἴσθησις); 2° l'imagination reproductive (φαντασία); 3° la mémoire (μνήμη); 4° la raison (λόγος), qui renferme le raisonnement (λογισμός), la réflexion et la méditation (διάνοια). Celle-ci est la plus active des facultés de l'entendement.

Cette classification est remarquable. Il serait intéressant de la comparer avec celles de Platon et d'Aristote qui en offrent de précieux développements; mais ceci nous entraînerait trop loin. On n'a presque rien ajouté, depuis, à ce qu'elle a de fondamental. L'esprit d'hypothèse a souvent introduit dans cette étude des éléments étrangers qui, au lieu d'éclairer l'idéologie, l'ont obscurcie et compliquée.

Toujours fidèle à sa précieuse méthode, la philosophie de l'expérience, Hippocrate recommande à la fois l'observation la plus complète et la méditation la plus profonde. Il échappe également aux dangers d'un idéalisme et d'un empirisme exclusifs. Les sensualistes et les idéalistes n'ont pas fait une part aussi large et aussi juste que lui à l'activité de l'entendement. Les premiers ont cru que l'entendement n'est qu'une sorte de table rase sur laquelle la sensation peint l'image des objets. Pour les autres, l'entendement trouve en lui des idées toutes faites, soit par la réminiscence (Platoniciens), soit par l'innéité (Descartes), soit par l'action immédiate de Dieu (Malebranche), soit par les lois constitutives de l'esprit humain (Thomas Reid), soit enfin par les formes de la sensibilité, les catégories de l'entendement, les idées de la raison (Kant).

Il est seulement à regretter que, dans les *Préceptes*, Hippocrate ait établi en termes trop concis d'aussi importantes notions que quelques faciles développements auraient rendues encore beaucoup plus évidentes. Nous pourrons en exposer ailleurs les motifs.

Après ces considérations préliminaires, l'auteur examine l'objet de nos connaissances; cet objet comprend la nature entière. Celle-ci présente des phénomènes produits par des causes nombreuses et variées, mais soumises à des lois constantes.

L'entendement observe la nature; et, se livrant à la méditation, s'élève, par l'induction, des phénomènes aux causes et des causes aux lois. Voilà le principe fondamental de la philosophie naturelle tel que l'ont si bien exposé Aristote, Galilée, Newton, Laplace, etc.

Hippocrate revient, à cette occasion, sur la nécessité de n'admettre comme vrai que ce qui est évident, de ne jamais se laisser éblouir par les théories hypothétiques quelque ingénieuses qu'elles puissent être : important précepte sur lequel Descartes a tant insisté, et qui a exercé sur les destinées des sciences une action si salutaire !

De même que Socrate son contemporain, Hippocrate fait de son enseignement une sorte de gymnastique intellectuelle destinée à donner à ses disciples une grande rectitude de jugement. A ses yeux, une mauvaise méthode n'est pas seulement dangereuse parce qu'elle peut conduire à l'erreur ; elle l'est plus encore en ce qu'elle donne à l'esprit l'habitude funeste de se contenter de la vraisemblance sans s'assurer de la vérité même. Il fait nettement ressortir ce point essentiel.

Viennent ensuite quelques considérations relatives à des détails intimes de médecine vers laquelle converge toujours la philosophie hippocratique.

L'auteur rappelle que les modifications qu'on observe dans les maladies dépendent à la fois de leur nature propre et des circonstances extérieures. Aussi, reconnaissant l'utilité d'avoir présentes à l'esprit les médications variées qu'une maladie peut réclamer, prescrit-il de ne pas s'attacher exclusivement à un seul ordre de moyens, comme font trop souvent les systématiques qui, sous le prétexte d'une simplicité trop grande impossible en médecine, tendent à réduire la thérapeutique à un seul ordre d'indications, et la matière médicale à un seul ordre de moyens.

II.

Le second paragraphe traite surtout du salaire des médecins. Quelques auteurs ont pensé que cette partie n'est pas de la même main que la précédente ; d'autres ont trouvé étrange qu'Hippocrate descendît de considérations aussi élevées à un simple détail de profession. Il n'y a pourtant là rien de bien surprenant ; Hippocrate ramène tout au point de vue pratique ; ce n'est qu'accidentellement, et à l'occasion d'une question de thérapeutique, qu'il a traité un point important de philosophie générale.

Après avoir examiné la médecine dans ses rapports avec la philosophie, il la considère dans ses relations avec la morale et avec les malades. Il donne, à cette occasion, des préceptes moraux d'une haute portée qui compensent avantageusement quelques développements d'une bien moindre valeur.

Le sentiment de la fraternité s'y trouve exprimé ; l'amour de la science y est considéré comme inséparable de l'amour de l'humanité. Il y est expressément recommandé d'accorder des soins gratuits aux malheureux, et de leur prodiguer toutes sortes de secours. Le salaire prend ici une teinte morale. L'auteur ne veut pas qu'il puisse devenir un objet de préoccupation pour le malade ; pour lui, la médecine est un sacerdoce et non pas une industrie. Il montre les choses sous leur vrai jour ; il ne cache pas au jeune praticien les difficultés, les ennuis et les périls de la profession médicale, les désagréments que provoquent trop souvent l'ingratitude des malades et les intrigues des charlatans. Il fait à ceux-ci la même guerre

que Platon fait aux sophistes, au nom de Socrate. Après
avoir parlé des qualités intellectuelles et morales qui
doivent distinguer le médecin, il lui fait un devoir d'être
patient, doux, bienveillant et affable; il exige, avec
raison, qu'il ait de la tête et du cœur, pour se montrer
à la hauteur de son ministère.

III.

Hippocrate fait ressortir l'utilité et l'importance des
consultations, le but qu'elles doivent atteindre et le ton
digne et convenable dont il ne faut jamais se départir
dans les relations médicales. Il flétrit, à cette occasion,
cette disposition fâcheuse qui porte quelques médecins à
montrer de l'envie envers leurs confrères et à déprécier
leur mérite. Ce passage a fixé l'attention de plusieurs
auteurs, entre autres de Bernier et de Bordeu, qui lui ont
consacré un assez long commentaire (1).

Dans les cas graves et compliqués, on est souvent
embarrassé, dit-il, et l'expérience d'autrui devient nécessaire. Mais, dans ces cas même, il recommande de ne
jamais se décourager et de conserver toujours de la
fermeté et du sang-froid (2).

Dans *les Préceptes* comme dans tous ses autres écrits,
Hippocrate proscrit cette médecine turbulente qui agit
sans cesse et sans mesure, et ne tient aucun compte des
mouvements salutaires de l'économie. Il veut qu'on s'at-

------

(1) Bordeu. OEuvres compl., édit. Richerand, t. II, p. 678.

(2) Haller, substituant οὐκ à οὖν, au lieu de dire *il faut de la
fermeté dans ces cas*, a traduit *non nimium sibi fidendum est.*

tache moins à bouleverser *la nature* qu'à la conserver, à la modifier, à la régulariser, pensée profonde que Bacon a très-bien rendue, dans son *Novum Organum*, en disant : *natura non imperatur nisi parendo*. Ce qui ne veut pas dire qu'il faille s'astreindre à un naturisme absolu ou plutôt à une thérapeutique toujours expectante. Non; loin de respecter, dans tous les cas, les mouvements, soit spontanés, soit réactifs de l'organisme, Hippocrate les attaque parfois avec une grande vigueur. Le naturisme hippocratique, pris dans sa véritable acception, comporte et embrasse non-seulement les méthodes thérapeutiques dites naturelles, mais encore les imitatives et les perturbatrices, etc.

IV.

Dans ce court paragraphe, la santé est considérée, non d'une manière générale, mais bien en tant que propre à chaque individu. Barthez a savamment développé cette pensée du mode de santé spécial à chacun ; il la fait consister dans le rapport qui existe entre la force vitale, les solides et les liquides. Pour Hippocrate, ce mode particulier de santé provient de l'harmonie que le πνεῦμα, la chaleur et l'élaboration des humeurs (plasticité), conservent entre eux et avec le monde extérieur, c'est-à-dire avec l'alimentation, l'aération, l'insolation, etc.

Quel est ici le sens du mot πνεῦμα ? Nous l'avons traduit par *souffle vital* (force vitale). D'une manière générale, il est employé dans des acceptions bien différentes. Comme l'a fort bien remarqué Gardeil, il correspond parfois au mot *force vitale* : ailleurs il signifie air, air respirable, éther, etc.

Ici encore le mot φύσις n'a pas le sens qu'il avait précédemment ; il signifie la nature propre à l'homme , c'est-à-dire ce qui en fait le fond , l'essence, ce qui le spécialise , en un mot. Aristote définit ainsi φύσις : *la nature est pour chaque objet déterminé le principe intérieur et spécial des mouvements et des changements qui s'y produisent.* Les mots φύσις ἀνθρωπίνη représentent cette pensée pour l'homme ; ils désignent l'ensemble de toutes les forces qui l'animent ; dans d'autres cas , φύσις a un sens tout différent (1).

V , VI , VII.

Éviter toute affectation dans les vêtements, dans le langage et dans les actes ; être très-instruit sans faire parade de sa science , tels sont les sages conseils renfermés dans le paragraphe V ; ils se retrouvent dans le Traité *du médecin.*

Ce n'est pas seulement dans les *Préceptes* qu'il est recommandé d'étudier de bonne heure la médecine. La même pensée est reproduite dans les paragraphes 2, 3 et 4 de *la loi.* Platon dit aussi, dans sa *République*, livre III : « Les médecins seraient très-habiles s'ils commençaient, dès l'enfance, à s'appliquer à l'étude de l'art, et s'ils se familiarisaient, le plus possible, avec les malades. » On remarquera aussi l'importance qu'Hippocrate attachait à la véritable érudition que l'on a souvent négligée ou mal comprise.

----

(1) Voir , à ce sujet, le chapitre de la *métaphysique* d'Aristote , intitulé : *Des sens divers dans lesquels certains mots sont pris,* ainsi que le commentaire de St-Thomas d'Aquin.

Vient ensuite une série d'aphorismes que l'on retrouve en partie dans d'autres ouvrages de la collection hippocratique ; ils n'ont pas tous la même valeur. Signalons, d'une manière spéciale, celui qui a trait à l'embarras de la parole : il semble établir une distinction entre l'embarras de la langue se rapportant à une maladie déterminée, et celui où l'on ne voit rien de bien marqué au-dessus de la lésion fonctionnelle.

L'aphorisme relatif à la *crise* la représente comme une solution favorable de la maladie. L'École de Cos ne l'envisage pas toujours de cette manière.

L'aphorisme qui concerne les sympathies repose sur une comparaison aussi ingénieuse que vraie entre les faits de l'ordre moral et ceux de l'ordre vital. Dans les Traités des *fractures* et des *articulations*, la solidarité de certains organes est signalée sous la forme de fraternité. Les organes fraternisent (ἀδελφίζουσι).

DE LA BIENSÉANCE.

INTRODUCTION.

Les mots Περὶ εὐσχημοσύνης ont été diversement traduits : *de elegantiâ, de decenti ornatu, de decenti habitu; de la décence, de la bonne mine, de l'élégance, de la décence et de la modestie nécessaires au médecin* (Dacier); *de la conduite honorable* (Littré). Nous avons préféré dire : *de la bienséance.*

Pour connaître la valeur réelle de cet opuscule, il faut s'attacher à l'examen des pensées qu'il renferme, beaucoup plus qu'aux appréciations des commentateurs, souvent en contradiction les uns avec les autres, et quelquefois peu d'accord avec eux-mêmes.

Érotien et Galien ne le mentionnent pas. Celui-ci a néanmoins développé quelques-unes des idées qui s'y trouvent, dans l'écrit intitulé *Que le bon médecin est philosophe.*

Bernard, dans sa lettre à Reiske, pense que le Traité *de decenti habitu* appartient à un médecin stoïcien. On comprend tout ce qu'il y a de vague et d'indéterminé dans cette assertion. La plupart des commentateurs le regardent comme apocryphe, sans en rechercher l'origine et sans songer aux nombreux points de contact qui le relient avec les autres livres de la collection réputés authentiques.

Matthias a publié de longs commentaires sur ce traité; il l'appelle : *Tractatus de philosophiâ medici, sive Hippocratis Coi liber de honestate.*

Dacier le trouve très-remarquable, plein de grands principes et d'une haute philosophie. Il ajoute qu'il est très-obscur et corrompu dans tant d'endroits, qu'entreprendre de le traduire, c'est naviguer sur une mer remplie d'écueils. Il espère cependant que sa traduction est plus claire et plus intelligible que celles de ses prédécesseurs (1).

Résumons aussi l'appréciation de Gruner que l'on a souvent reproduite. En ayant égard, dit-il, aux matières traitées dans ce livre, on doit lui accorder les plus grandes louanges; mais la forme du discours et le peu de profondeur des preuves ne répondent point à l'idée qu'on doit se faire d'Hippocrate et à la simplicité de sa matière médicale. L'auteur parle, avec beaucoup d'élégance, des vertus du médecin, de la connaissance des médicaments, des instruments chirurgicaux, de la manière de les disposer, et de l'importance des études philosophiques. On y lit, avec beaucoup de plaisir, le bel éloge qu'il fait de la médecine, etc. (2). Il y a, dans ces paroles de Gruner, des éloges motivés et un blâme vague qui n'est accompagné

(1) Dacier. Ouv. cité, t. I, p. 179.
(2) Gruner. Ouv. cité, p. 84.

d'aucune preuve. Ce qu'il dit de la légèreté des arguments, *levitas argumentorum*, nous semble s'appliquer avec plus d'exactitude au jugement même qu'il a porté sur cet opuscule. S'il en avait mieux compris le texte dont Dacier a parfaitement indiqué les difficultés, il aurait vu que les points qui l'ont le plus vivement frappé ne sont pas ceux qui méritent de fixer le plus notre attention.

Dezeimeris, M. Littré et M. Daremberg n'en ont dit que quelques mots qu'il est inutile d'apprécier.

TRADUCTION.

I.

On a raison d'affirmer que la sagesse (la philosophie) est utile pour beaucoup de choses, et surtout celle qui s'applique aux besoins de la vie (la philosophie pratique).

Il y a bien des espèces de philosophie qui ne paraissent avoir été faites qu'en vue d'objets purement curieux : je veux parler de celles qui ne s'occupent pas d'applications utiles. Ce n'est pas qu'on ne puisse trouver dans celles-ci quelque chose d'avantageux en ce qu'elles font éviter le mal et l'oisiveté. La paresse et l'inoccupation tendent, en effet, vers le vice et y conduisent ; tandis que le travail et la méditation retirent, même des études qui ne sont pas immédiatement pratiques, des résultats avantageux pour les besoins et l'ornement de la vie.

On doit préférer la philosophie qui s'occupe directement de l'art, surtout de celui qui aboutit à la bienséance et au devoir. Toute philosophie qui ne vise pas à un vil lucre et à l'inconvenance, opère à l'aide d'une méthode basée sur des règles fixes. Si son but n'est pas irréprochable, elle doit être proscrite. Elle séduit les jeunes gens; mais ceux-ci, arrivés à la vigueur de l'âge, ne peuvent voir sans rougir (suer) ceux qui la leur ont enseignée (1).

---

(1) Chartier et Van-der-Linden ont traduit ἱδρῶτας τίθενται par *idiotas ducunt*, lisant ἰδιώτας.

Quand ils sont plus âgés encore, l'amertume qu'ils éprouvent est si grande, qu'ils réclament légalement leur expulsion. Ces philosophes dangereux trompent, en effet, par leur art perfide, soit qu'ils en fassent étalage sur la place publique, soit qu'ils pénètrent dans des réunions intimes. Vous les reconnaîtrez à leurs vêtements et à leur habitude extérieure tout entière. Plus leur dehors est splendide et recherché, plus vous devrez les fuir et même les haïr. Il convient, au contraire, de rechercher ceux qui sont sans affectation et sans curiosité superflue. A la simplicité, à la convenance de leur costume, à leur modération, vous reconnaîtrez qu'ils s'occupent surtout de leurs devoirs, et qu'ils ont l'habitude de la réflexion et de la méditation, en vue de l'avancement de l'art. Ceux qui ont de telles manières ne sont fastueux en rien ; ils ne s'attachent point aux choses futiles. Froids au premier abord, ils sont fermes dans leurs réponses et difficiles à réfuter, affables et gracieux envers ceux qui leur ressemblent, modérés envers tout le monde, silencieux quand il s'agit de discussions qui amènent des troubles. Ils gardent avec soin et avec courage les secrets qui leur sont confiés ; ils sont toujours attentifs à surveiller l'occasion, habiles à la reconnaître et à en profiter ; sobres et maîtres d'eux-mêmes. Leur parole est facile ; ils démontrent tout ce qu'ils avancent ; leur langage est plein de grâce et de douceur. Fortifiés par la gloire qui leur revient de toutes ces qualités précieuses, ils s'attachent avec persévérance à découvrir et à démontrer la vérité.

II.

La nature est le guide le plus sûr pour obtenir tous ces avantages. Ceux qui, dans les arts, se laissent conduire par elle, font de faciles progrès. Car, dans la philosophie comme dans l'art, il faut une aptitude naturelle spéciale, qui ne s'enseigne pas, et au moyen de laquelle on parvient à saisir le principe des choses.

Cette disposition particulière se mêle et se confond ensuite avec l'étude de la philosophie, pour nous découvrir les secrets des œuvres de la nature. Bien des personnes, s'appuyant sur de simples raisonnements, les substituent à cette aptitude naturelle et à la véritable science, celle de l'observation. Il leur manque les deux agents principaux (l'observation et la logique naturelle) pour démontrer la vérité par l'examen même des choses (1). Si l'on cherche à déterminer ce qu'il y a de vrai dans leurs assertions, on reconnaît qu'elles ne sont pas en harmonie avec la nature. On les trouve bien côtoyant la bonne route ; mais, manquant de véritable guide, elles tombent dans toutes sortes de conséquences erronées et funestes.

La bonne science repose sur un enseignement pratique, et la bonne pratique sur une science de ce genre. Quand l'art se trouve dans les paroles mais non dans les actes, il y a nécessairement un vice dans la méthode. Avoir de simples opinions et ne pas les démontrer par la pratique, indique un défaut d'art et de science.

---

(1) La plupart des commentateurs ont trouvé ce passage obscur. Les mots ἀδίδακτον γὰρ τὸ χρέος ont donné lieu à de longs développements. Triller croit que δεῖ a été oublié. Au lieu de προσθεμένη, il lit πρόσθεμὲν.

S'appuyer sur de simples conjectures, surtout en médecine, c'est une faute pour ceux qui suivent cet usage, et un malheur pour ceux à qui on l'applique. Si, par des raisonnements spécieux, on finit par se persuader que l'on possède la vraie science, celle qui émane de l'œuvre, la pratique fera connaître cette erreur, comme le feu découvre l'or qui est faux.

En effet, les idées *à priori* ne sont guère utiles pour découvrir les œuvres spéciales de la nature (1). La connaissance de ces dernières nous montre seule le véritable but.

Le temps rend l'art de plus en plus facile pour ceux qui suivent cette méthode, et met leurs progrès en évidence.

Après avoir pesé attentivement chacun des préceptes qui précèdent, concluons qu'il faut transporter la philosophie dans la médecine et la médecine dans la philosophie.

III.

Le médecin philosophe ressemble à un Dieu (2). Il n'existe pas (entre la médecine et la philosophie) de grandes différences, car tout ce que celle-ci renferme se retrouve dans la première (3): désintéressement, modération, pudeur, modestie, attachement au devoir, jugement sain, calme, obligeance, pureté, science, notions

---

(1) Chartier et Vander-Linden ont traduit *quanquam talis prædictio nihil commovet eos ad prudentiam*. Heurnius a traduit *neque enim tale præceptum alicujus est usus ad intelligentiam cognata naturæ*. Avec Dacier, nous substituons μονογενῶν à ὁμογενέστιν.

(2) Ἰσόθεος signifie *Deo æqualis*, égal à Dieu ou à un Dieu; ce mot étant pris dans un sens métaphorique, nous avons préféré dire, ressemble à un Dieu.

(3) Gardeil traduit : tout ce que donne la philosophie, la médecine le met en usage.

des choses utiles à la vie et des purifications nécessaires (au corps et à l'esprit), intégrité, piété profonde sans superstition. Le vrai médecin possède tout ce qui est nécessaire pour vaincre l'intempérance, la bassesse, l'avarice, la convoitise, la cupidité et l'impudeur : de là dérive la connaissance de tous les devoirs, surtout de la manière dont il faut se conduire avec ses amis, avec ses enfants, et dans toutes les occasions.

La médecine a cela de commun avec la philosophie ; il faut que le médecin possède ces qualités au plus haut degré.

C'est surtout la connaissance des Dieux qui doit être profondément gravée dans son esprit. Il trouve de grandes occasions de leur rendre hommage dans la marche et dans les symptômes des affections morbides graves (1). Il s'incline devant eux, car les secours du Tout-Puissant (de la divinité) ne sont pas inutiles dans notre art. Il y a bien des maladies dont les médecins triomphent ; il en est d'autres qui, par leur nature, résistent à leurs efforts (2). C'est à la divinité que nous devons rapporter nos succès. N'est-ce point cette pensée qui conduit à la philosophie ? Ceux même qui ne partagent pas cette opinion sont obligés de reconnaître que tous les changements survenus dans les corps, que tous les phénomènes de l'univers sont dirigés par une sagesse supérieure. C'est également vrai

---

(1) Au lieu de ἄλλοισι, *autres*, Matthias lit ὅλοισι, *toutes* ; Triller lit ἀλαοῖσι, *obscures* ou ὀλοοῖσι, *pernicieuses, graves*.

(2) Quelques auteurs ont compris : il est des maladies qui paraissent guéries par l'effet de l'art ; d'autres ne sont dissipées que par une sorte d'intervention divine. Ceci rappelle le mot de Paré : *Je l'ai pansé, que Dieu te guérisse.*

pour les résultats obtenus par la chirurgie, par les remèdes, par le régime et par tous les moyens de traitement. Il est très-important de connaître toutes ces
choses.

IV.

Aux diverses qualités que nous venons d'indiquer, le
médecin doit joindre une grande douceur, car la rudesse
cause de la peine, soit aux malades, soit à ceux qui se
portent bien. Il s'observera beaucoup, sera vêtu avec décence, ne dissertera pas longuement avec les personnes
étrangères à l'art, en leur disant néanmoins ce qui est
nécessaire. Agir autrement, c'est faire croire qu'on veut
donner, à tout prix, de l'éclat à sa pratique.

V.

Évitez tout ce qui est oiseux et fantastique.

Tenez toujours prêt tout ce qui est nécessaire ; sans
cela, quelque chose vous manquera dans l'occasion.

Faites avec une entière simplicité, et avec adresse, les
frictions, les liniments, les affusions ; ayez toujours à
votre disposition de la charpie, des compresses, des liens,
tout ce qui sert à rétablir les parties dans leur état naturel, les médicaments utiles pour les blessures, les maladies des yeux et les autres états morbides, les appareils,
les machines et les instruments tranchants : il serait
fâcheux de ne pas avoir tous ces objets sous la main, et
d'en ignorer le mécanisme.

Ayez pour les voyages une autre collection d'instruments plus portatifs, plus faciles à manier, s'adaptant à
des méthodes plus simples, et distribués avec le plus grand

ordre, car on ne peut pas tout emporter avec soi. Rappelez-vous bien tous les remèdes, leurs actions simples et multiples, et, si vous tenez à bien connaître tout ce qui concerne la marche des maladies, considérez leurs formes excessivement variées et les modifications qu'elles offrent dans chaque cas particulier. C'est là le commencement, le milieu et la fin de l'art médical.

Préparez à l'avance les topiques de tout genre nécessaires pour les divers usages, les potions incisives, en suivant pour chacune d'elles les formules adoptées. Soyez aussi pourvu de remèdes purgatifs tirés des lieux les plus convenables, préparés d'après le mode le plus utile, suivant leurs espèces, leur volume, la facilité qu'ils ont à se conserver sans s'altérer. Quant à ceux qu'on emploie à l'état frais, il faut les préparer au moment même; tout le reste doit être fait d'une manière rationnelle.

Grâce à ces soins, vous ne temporiserez pas, ayant avec vous tout ce qui est nécessaire pour remplir les indications.

VI.

Avant d'entrer chez le malade, tâchez de savoir ce qu'il y a à faire. En général, ce qui sert à la guérison, ce n'est pas tant une série de raisonnements qu'un bon secours (1). C'est à l'expérience qu'il faut demander la notion de ce qui doit arriver. Cela est glorieux et *doit être bien connu* (2).

---

(1) Ceci peut signifier, d'une manière générale : c'est par l'examen même des choses, plutôt que par une série de raisonnements, qu'on arrive à la vérité.

2. La plupart ont dit : *facile cognosci potest*.

En entrant, songez à la manière dont vous devez vous asseoir, disposer vos habits et votre manteau. Soyez grave, parlez peu, faites tout avec calme, abordez votre malade avec précaution, examinez-le avec soin, soyez prêt à répondre aux objections, à triompher des accidents qui peuvent survenir, à apaiser toute espèce de troubles, à remplir promptement tous les devoirs médicaux ; souvenez-vous surtout de la première prescription (d'avoir tout préparé à l'avance); sans cela, il devient difficile de suivre les autres préceptes relatifs à la promptitude avec laquelle il faut agir (1).

Visitez souvent vos malades, examinez-les avec soin, de manière à ne point vous laisser tromper par tous les changements qui peuvent survenir. Vous les reconnaîtrez alors avec plus de facilité, et vous serez prêt à y remédier promptement. Les humeurs changent souvent, soit par un mouvement naturel, soit par l'effet d'autres circonstances. Ce qu'on a négligé de combattre rapidement pendant que l'occasion était favorable, s'accroît, s'aggrave et fait périr si on n'y porte un prompt remède (2). Beaucoup de choses se réunissent alors pour créer des difficultés. Si, au contraire, on saisit bien l'enchaînement des phénomènes, on les observe et on les traite mieux.

Surveillez aussi les fautes des malades ; ils trompent souvent sur l'exécution des prescriptions. On leur ordonne des potions désagréables, des remèdes et des mé-

---

(1) Nous lisons διάπτωτον au lieu de ἀδιάπτωτον. Dacier et la plupart des traducteurs ont trouvé cette phrase obscure.

(2) M. le Professeur Golfin a publié un excellent travail intitulé *De l'occasion et de l'opportunité en médecine.*

dications diverses; ils meurent (sans les prendre) sans avoir fait l'aveu des infractions qu'ils ont commises : c'est le médecin seul que l'on accuse.

VII.

Occupez-vous aussi des lieux où couche le malade, en ayant égard à la saison et à la nature de l'affection. Les uns ont des lits élevés, les autres couchent dans des lieux bas et obscurs ; tenez-les à distance de toutes sortes de bruits et d'odeurs, principalement de celle du vin qui est des plus mauvaises (1).

Faites tout avec calme, avec adresse, avec convenance et avec célérité.

Dérobez en général vos impressions au malade ; il doit voir en vous, non des craintes, mais de la sérénité. Détournez-le de ses désirs inopportuns, en lui parlant tantôt avec vigueur et sévérité, tantôt avec douceur et complaisance. Ne lui faites pas connaître vos craintes sur l'état présent ni sur l'avenir ; en commettant cette double faute, on le jette souvent dans l'anxiété.

VIII.

Ayez toujours auprès du malade un de vos élèves, pour éviter toute infraction et faire exécuter toutes vos prescriptions suivant les règles de l'art. Choisissez-le parmi ceux qui sont déjà avancés dans leurs études ; qu'il soit capable d'ajouter au traitement ce qui peut devenir né-

---

(1) L'auteur, ainsi qu'on l'a pensé, fait probablement allusion aux émanations du vin qui fermente.

cessaire, de ne commettre aucune faute dans l'administration des remèdes, et de vous bien renseigner sur tout ce qui s'est passé en votre absence. Ne confiez rien, en aucune façon, aux personnes étrangères à l'art; sans cela, le blâme de tout ce qui sera mal fait retombera sur vous.

Si vous ne laissez planer aucun doute sur ce qui peut résulter de l'emploi d'un traitement méthodique, on ne pourra pas vous accuser des événements fâcheux qui auront lieu ; on les imputera à la gravité du mal. Révélez donc votre pronostic, sur tout ce qui peut arriver, aux personnes appelées à le connaître.

Tous les préceptes ci-dessus sont nécessaires pour le devoir et pour la bienséance, aussi bien dans la philosophie que dans la médecine et dans les autres professions. Il faut donc que le médecin sache les distinguer, qu'il les applique toujours et qu'il les enseigne par ses actes et par son langage. Ils sont si beaux que tous les hommes doivent concourir à les propager.

Ceux qui suivront cette voie seront estimés par leurs contemporains et par la postérité. Ceux qui n'ont pas les connaissances nécessaires pour en saisir la perfection, seront conduits peu à peu à la comprendre par la pratique même.

COMMENTAIRE.

Cet opuscule a inspiré de nombreux écrits : indépendamment du traité que nous avons mentionné, Matthias, savant professeur de Gœttingue, en a publié un autre *De habitu medicinæ ad religionem secundum Hippocratis* περὶ εὐσχημοσύνης (Hemstadt, 1739), et un troisième

De laude Dii ex morbis mortalium, en 1755, discours analysé, la même année, dans les Annonces de Gœttingue (journal allemand). Il existe, en outre, plusieurs autres commentaires sur divers points de ce traité ; nous aurons occasion d'indiquer les principaux.

Les trois premiers paragraphes portent le cachet d'un esprit supérieur. Que de vigueur, que de concision ! quelle justesse et quelle élévation dans les pensées ! C'est toujours au critérium de l'expérience unie à la raison que sont soumises toutes les doctrines. Tel est, nous ne saurions trop le répéter, le principal caractère de l'Hippocratisme.

Dès le début, on trouve l'explication nette et péremptoire de ces deux propositions si souvent émises, tour à tour acceptées et combattues, et qui paraissent contradictoires et incompatibles, ainsi énoncées : *Hippocrate a séparé la médecine de la philosophie; il a introduit la philosophie dans la médecine* (1).

C'est que l'auteur distingue plusieurs espèces de philosophies ; il en est qui sont purement spéculatives, dont le but est oiseux, qui se bornent à l'étude des causes premières sans insister sur les faits de détail, ou bien qui conduisent à l'erreur et au vice. Hippocrate les rejette. Il recommande, au contraire, cette philosophie dont les principes généraux, corroborés par les faits particuliers, éclairent leur étude, qui évite les questions insolubles, et ne se propose pas seulement de démêler la vérité de l'erreur, mais aussi de conduire à des notions utiles, à des résultats pratiques. C'est celle qu'il veut transporter

---

1. Voir, à ce sujet, le remarquable ouvrage de M. Lordat sur la *Perpétuité de la médecine*, et particulièrement la sixième Leçon.

dans la médecine, afin qu'elle lui prête ses lumières, et que celle-ci lui en fournisse à son tour.

Cette fusion est considérée par lui comme entièrement indispensable pour les progrès de notre art. Il va même, dans l'enthousiasme que lui inspire la sublimité du sacerdoce médical, jusqu'à comparer le médecin philosophe à un Dieu, ἰητρὸς γὰρ φιλόσοφος ἰσόθεος. Hardi et noble rapprochement dont Stahl s'est efforcé de faire ressortir la justesse (1).

Platon a énoncé une pensée analogue à certains égards, en disant que Dieu, c'est-à-dire cet Être infini et tout-puissant dont les attributs sont le vrai, le beau et le bien parfait, est le modèle dont l'homme doit chercher le plus à se rapprocher, dans la mesure de ses forces, pour mériter le nom de philosophe. Dieu seul est le vrai sage, dit-il; mais l'homme peut atteindre jusqu'à la philosophie.

La philosophie pratique, telle que l'entend Hippocrate, embrasse la logique et la méthode, la morale privée et publique, la psychologie, la théologie, les sciences physiques et médicales, en un mot tous les éléments de la nature. Elle les étudie surtout au point de vue des applications qu'on peut en faire pour rendre les hommes plus heureux et meilleurs. Le portrait qu'il fait du vrai philosophe est plein de finesse et d'élévation. Au dire de Cicéron, Pythagore l'avait ainsi défini : « *Alios gloriæ servire, alios pecuniæ; raros esse quosdam, qui, cæteris omnibus pro nihilo habitis, rerum naturam studiose intuerentur : hos se appellare sapientiæ studiosos, id est enim philosophos* (2). » Tel est aussi le sentiment d'Hippocrate.

---

1 *Stahlii dissertationes medicæ*, t. IV, *de philosophiâ Hippocratis.*
2 Cicer. Tuscul. V. 3.

Dans ce traité, comme dans les précédents, l'auteur montre les avantages de la méthode inductive, de la philosophie naturelle, et la nécessité d'observer avec la plus scrupuleuse attention.

« L'observation de la nature, voilà notre guide..... Quand on se laisse diriger par elle, on fait de rapides progrès..... Avoir de simples opinions et ne pas les démontrer par la pratique, indique un défaut d'art et de science. » Pensées profondes qu'on a trop souvent méconnues! Ne dirait-on pas que c'est dans Hippocrate que Cicéron a puisé cette belle maxime si souvent citée : *opinionum commenta delet dies, naturæ judicia confirmat* (1), reproduite par Bacon de la manière suivante :

Quæ in naturâ fundata sunt crescunt et augentur ; quæ autem in opinione, variantur et non augentur (2)?

Que faut-il pour progresser en médecine, comme en toute science? L'étude ne suffit pas. Indépendamment de celle-ci, une disposition naturelle, une aptitude spéciale, une sorte de sagacité innée est indispensable; ni les livres ni les maîtres ne la donnent. A quoi donc sert l'éducation? à développer mais non à créer cette aptitude. Hippocrate a reproduit la même pensée dans le Traité de *la loi* : « Celui qui est destiné à acquérir des connaissances réelles en médecine a besoin de réunir les conditions suivantes : disposition naturelle, enseignement, lieu favorable.... Avant tout, il est besoin de dis-

---

(1) Cicéron. *De naturâ Deorum*, liv. II. ch. 5.
(2) Bacon. *Novum organum*.

positions naturelles. Tout est vain quand on veut forcer la nature.... Notre disposition naturelle, c'est le sol; les préceptes des maîtres, c'est la semence (1). » Il nous serait facile de montrer que, dans l'antiquité, Aristote, Plutarque, Quintilien, etc., ont également développé ce point essentiel.

« La bonne science repose sur un enseignement pratique, et la bonne pratique sur une science de ce genre. » Précepte empreint d'une profonde justesse. Oui, il faut que la théorie repose exclusivement sur l'observation, et que la pratique, tout en s'appuyant sur les principes généraux de la science, les vérifie sans cesse, au contact des faits particuliers. La théorie éclaire et dirige l'observation, et cette dernière, à son tour, restreint, étend ou modifie les dogmes de la science spéculative. La théorie ne doit donc pas plus être isolée de la pratique, que la pratique de la théorie; elles se prêtent un mutuel appui.

L'École de Cos s'élève des faits aux lois, des lois aux forces; de celles-ci aux êtres réels qui leur correspondent, et, généralisant de plus en plus, elle arrive à la conception de la nature, et de là jusqu'à Dieu.

Ceux qui ont pris le naturisme hippocratique, soit en médecine, soit en philosophie, dans le même sens que le naturisme d'Épicure et des Stoïciens, ont commis plusieurs erreurs dans leurs appréciations. Le naturisme de Cos est théologique, sans superstition. Hippocrate ne s'est pas

____

(1) Hippocr. Édit. de Littré. t. IV, p. 639 et 641.

arrêté à la nature, c'est-à-dire aux lois qui gouvernent le monde. Voyant dans ces lois une perfection extrême, il a compris qu'elles sont l'œuvre d'un être parfait par excellence, de la divinité. On peut appliquer ici le mot si profond de Van-Helmont, *natura est jussus Dei*. L'accusation d'athéisme qui a été formulée contre lui est donc dénuée de tout fondement. Plusieurs commentateurs, s'appuyant en grande partie sur le *Traité de la bienséance*, ont fait justice de ce reproche. Signalons entre autres Matthias(1) et A.-O. Gœlicke, auteur d'un discours intitulé : *Oratio quâ Hippocrates ab atheismi crimine nuper ei imputato absolvitur*, publié à Hall, en 1713, et d'un deuxième, à Duisburg, en 1714. A ces deux médecins il convient de joindre D.-W. Triller (2), J.-A. Schmid (3), F.-G. Jacob (4), Stephanus (5), etc. Avant eux, Ch. Drelincourt, célèbre docteur de Montpellier, devenu plus tard Professeur à Leyde, et Maître de Boërhaave (1668), sentit la nécessité de défendre les médecins contre l'accusation d'athéisme et d'impiété dirigée contre eux. Il composa la dissertation suivante : *Oratio doctoralis Monspessula, quâ medicos justi Dei operum consideratione atque con-*

---

(1) Matthias. Ouv. cité.

(2) D.-W. Triller. *Hippocrates atheismi falsò accusatus.* 1re édit. 1719. Reprod. dans *Opuscula medica ac medico-philologica.* Édit. de Kraus, 1766.

(3) *J.-A. Schimidii Theologia Hippocratis.*

(4) *F.-G. Jacobi Specimen philosophiæ Hippocratis. Lipsiæ,* 1717.

(5) *Hippocratis Coï theologia in quâ Platonis, Aristotelis et Galeni placita christianæ religioni consentanea exponuntur, auctore Johanne Stephano, Jatrophisico Veneto,* dans le tome XIII de *Bibliothecæ græcæ Alberti Fabricii.*

*templatione permotos, cæteris hominibus religioni adstric-
tiores esse demonstratur*, 1654.

Ajoutons qu'Hippocrate, tout en professant une profonde piété, tout en reconnaissant que la médecine offre
une foule d'occasions de rendre hommage aux Dieux,
flétrit la superstition qu'il considère comme l'ennemie de
la vraie religion. Il admet la pluralité des Dieux ; mais
ceux-ci sont subalternes ; au-dessus d'eux règne l'Être-
Suprême, τὸ δυναστεῦον, le Tout-Puissant. Quelle est son
essence, quelle est sa nature intime ? Hippocrate, dans
ses Œuvres légitimes, ne cherche pas à l'expliquer ; il
sait s'arrêter dans les limites que l'intelligence humaine
ne peut franchir sans s'égarer. Au-dessus des lois de la
nature plane une force divine : c'est un fait incontes-
table pour le Vieillard de Cos ; mais il se garde bien de
faire intervenir Dieu, à tout propos, pour expliquer les
phénomènes ; il cherche, par tous les moyens, à rattacher ceux-ci aux lois ordinaires de la nature. Dans le
Traité de l'épilepsie, par exemple, ne s'efforce-t-il pas de
démontrer que cette maladie n'est pas plus *divine* que
toute autre ? Pour lui, c'est une aveugle superstition qui
seule a pu enfanter une pareille idée. S'agit-il de trouver
la cause de l'impuissance des Scythes, il la cherche dans
l'étude de leur constitution, de leurs travaux, de leurs
habitudes, du climat, etc., et non dans des influences
surnaturelles (1). Il admet pourtant ces dernières, dans le
Pronostic, sous le nom de τί θεῖον, formule abrégée de toutes
les causes occultes, indémontrables, exceptionnelles,
échappant aux lois ordinaires ; il tâche d'en restreindre

---

(1) De l'air, des eaux et des lieux.

le domaine et de les faire rentrer autant que possible, grâce aux progrès de la science, dans la catégorie des faits connus et explicables.

A la suite de ces considérations générales, d'une haute portée, nous en trouvons d'autres d'un ordre différent. L'auteur énumère une foule de minutieux détails qui annoncent beaucoup de sagacité et une grande expérience. C'est tout-à-fait le genre hippocratique : dans les écrits généralement regardés comme légitimes, on rencontre presque toujours, à côté des notions dogmatiques les plus élevées, des développements relatifs, soit aux qualités morales du médecin, soit à des considérations exclusivement pratiques. Les grandes vues philosophiques ne l'écartent jamais du but principal de la médecine, la guérison. Il examine avec le même soin tout ce qui y concourt : les remèdes internes, les bandages, les topiques, les appareils, les instruments chirurgicaux, etc.

Les points de contact qui existent entre le philosophe et le médecin sont admirablement exposés dans la *Bienséance*. La douceur, l'urbanité, en même temps que la vigueur, le calme, la sérénité, la mesure en toutes choses, sont particulièrement recommandés à celui-ci, en vue surtout des inconvénients et des dangers qui résultent des qualités contraires dans le traitement des maladies. Hippocrate, intimement convaincu de l'influence réciproque du *physique* sur le *moral* et du *moral* sur le *physique*, fait un devoir au médecin de s'observer sans cesse dans la démarche, dans les vêtements, dans les discours, en un mot dans tous les actes, afin de produire sur le malade une impression favorable, d'obtenir et de

53

mériter, sa confiance et d'éviter tout ce qui peut lui être
nuisible. Rappelons-nous la fin du premier aphorisme :
« Il ne suffit pas que le médecin remplisse tous ses devoirs; il faut encore qu'il fasse concourir à la guérison
le malade lui-même et toutes les circonstances extérieures. » C'est de l'examen de ces circonstances qu'il est
surtout ici question. Les préceptes qu'il donne à ce sujet
sont tellement justes, tellement naturels, leur utilité est
si évidente, qu'il nous paraîtrait superflu de les com-
menter pour en montrer l'importance (1).

Le lecteur aura surtout remarqué une série de judicieux
conseils de nature à donner à l'observation médicale
toute la certitude dont elle est susceptible. Toutes les
précautions qui peuvent la rendre plus sûre et plus pro-
fitable sont ici parfaitement indiquées. Entre autres préceptes, rappelons le suivant : un élève choisi parmi les
meilleurs doit être préposé à la surveillance du traitement de chaque malade. Hippocrate entre, à ce sujet,
dans de curieux et intéressants développements. Son but
principal est de transformer cette utile pratique en une
sorte d'enseignement clinique qui tourne au profit du malade, de l'élève et du médecin.

Ce grand législateur, après avoir fait ressortir, avec la
précision et l'habileté qui le distinguent, les qualités
morales et intellectuelles qui doivent être l'apanage

---

(1) Plusieurs médecins, à l'exemple d'Hippocrate, n'ont pas dé-
daigné de s'occuper longuement de ce qui concerne les vêtements,
les gestes, les parfums, etc., du médecin. Voir Stock, *de tempe-
rantiâ medicorum* ; *Altorfii*, in-4°, 1725 ; Triller, *de odore medici* ;
Vittenbergæ, in-4° ; Monfalcon, article *Médecin*, du grand Diction-
naire des sciences médicales, etc.

et l'ornement de la profession médicale, considère
sa tâche comme encore inachevée : dans sa conviction ,
le médecin vraiment digne de ce nom a d'autres devoirs
à remplir ; il doit être non-seulement le bienfaiteur des
malades , mais encore le missionnaire du progrès et de
la civilisation ; il lui ordonne d'enseigner et de propager partout la pratique du beau , du vrai et du bien.

CONSIDÉRATIONS GÉNÉRALES.

Nous allons maintenant examiner les principales analogies qui existent entre *les Préceptes*, *la Bienséance* et
les autres écrits de l'École de Cos, le rang qu'ils doivent
occuper dans la Collection, et enfin l'esprit philosophique
qui les distingue. Nous serons ainsi amenés à faire un
exposé rapide de la méthodologie Hippocratique, c'est-à-
dire, de l'Empirisme Rationnel.

Les traités des *Préceptes* et de la *Bienséance* offrent entre
eux d'intimes rapports : ils forment un recueil de préceptes scientifiques et moraux exprimés sous forme
sentencieuse. L'association de l'expérience et de la raison
y est également recommandée , comme la plus sûre des
méthodes philosophiques. On y retrouve les mêmes idées
sur le naturisme, l'harmonie, l'occasion et sur d'autres
points fondamentaux. Dans tous les deux , la fin est plus
imparfaite que le commencement ; le style est serré ,
ferme, parfois obscur par excès de concision. Ajoutons
que les idées n'y sont pas toujours naturellement enchaî-
nées : ce ne sont pas deux écrits entièrement achevés :

C'est plutôt un recueil de notes non définitivement revues
et coordonnées par leur auteur. Ils se ressemblent sous
tant de points de vue, que l'on peut avancer hardiment
qu'ils proviennent, sinon de la même main, du moins du
même esprit.

Plusieurs commentateurs ont été frappés de ces analogies. Dans une note de l'ouvrage de Stéphanus (1),
les *Préceptes* sont même considérés comme n'étant qu'une
partie de la *Bienséance* (2).

Dans la classification de Foës, la *Bienséance* et les *Préceptes* font partie de la première section qui renferme
le Serment, la Loi, l'Art, l'Ancienne Médecine et *le Médecin.*
Tel est aussi, nous l'avons déjà dit, l'ordre adopté par
Dacier.

En 1839, M. Littré a relégué ces deux opuscules dans
sa neuvième classe comprenant les traités, fragments ou
compilations non cités par les critiques de l'antiquité.
Voici comment il s'exprimait alors, au sujet de *la Conduite honorable* (*Bienséance*) : « Cet opuscule se termine
par une phrase toute semblable à celle qui termine *le
Serment.* C'est le seul lien par lequel cette petite com-
position se rattache au reste de la Collection Hippocratique (3). » L'analogie indiquée par ce savant philologue

----

(1) Stéphanus. Ouv. cité, p. 224.

(2) M. Daremberg (*) a vu une sorte d'opposition entre le conseil
donné dans la *Bienséance*, de confier à un élève, et non à des personnes étrangères, le soin de faire exécuter le traitement, et celui
des *Préceptes* que nous avons ainsi traduit : « Ne craignons pas de
recueillir, même auprès des personnes étrangères à notre art, tous
les renseignements qui peuvent servir aux indications thérapeutiques. » Il n'y a pas là, à nos yeux, la moindre contradiction.

(3) Littré. Ouv. cité, t. I, p. 414.

(*) Daremberg. Ouv. cit., préface, p. 45

est bien légère; il en est de plus importantes, qui font de ce traité une partie intégrante des écrits philosophiques de la Collection.

Ce qui a porté M. Littré à placer, en 1839, dans ce neuvième groupe, la *Bienséance* et les *Préceptes*, c'est le silence qu'ont gardé sur eux les commentateurs de l'antiquité. Mettant à profit la scholie trouvée par M. Daremberg dans un manuscrit du Vatican, il a rectifié depuis, avec la loyauté qui le distingue, son appréciation relative aux *Préceptes* : il a reconnu en 1853 que le philosophe stoïcien Chrysippe s'était occupé de ce livre, qu'Archigène en a parlé; qu'il a enfin inspiré à Galien un commentaire malheureusement perdu. « De la sorte, ajoute-t-il, ce livre des *Préceptes* qui manquait de tout appui dans la tradition, se trouve aussi bien assuré qu'aucun autre de la Collection Hippocratique, puisque les témoignages qui le concernent remontent jusqu'à Chrysippe (1). » Il résulte, en outre, du document exhumé par M. Daremberg, qu'il ne faut pas accorder une trop large part aux données traditionnelles et inférer qu'un écrit n'est pas d'Hippocrate, par cela seul que les anciens n'en font pas mention. Une foule de travaux de l'antiquité ne nous sont point parvenus; on acquiert, de jour en jour, de nouvelles preuves de cette vérité. Ne serait-il pas puéril de conclure que le manque actuel de documents historiques implique, à lui seul, la non authenticité d'un traité quelconque de la Collection ?

Espérons que M. Littré ira encore plus loin : après

---

(1) Littré. Ouv. cité, t. VIII, 1853, préface, pages 32-33. — Chrysippe, philosophe stoïcien, est né vers l'an 280, avant J.-C.

avoir admis la légitimité des *Préceptes* , il reconnaîtra de même celle de la *Bienséance*.

Pour nous, admettre l'authenticité de ces livres, ne consiste pas à démontrer qu'Hippocrate lui-même les a écrits ou qu'il les a dictés à un copiste. Un telle précision, dont il ne faut pas s'exagérer l'importance, nous paraît impossible à obtenir. Cette réflexion se présente naturellement à l'esprit, en comparant entre elles les deux classifications les plus récentes, celles de M. Littré et de M. Daremberg. Il a fallu vaincre, pour les établir, des difficultés sans nombre ; et pourtant, leurs bases ne sont pas encore bien solides : malgré les modifications successives dont elles ont été l'objet, malgré le savoir et l'habileté de leurs auteurs, elles offrent des lacunes et des divergences très-notables.

Prenons un exemple : le premier groupe de M. Littré contient les écrits qui, selon lui, appartiennent *véritablement* à Hippocrate. Ce sont l'*Ancienne Médecine*; le *Pronostic*; les *Aphorismes*; les *Épidémies*, 1er et 3e livres ; du *Régime dans les maladies aiguës*; des *Airs, des Eaux et des Lieux*; des *Articulations*; des *Fractures*; des *Instruments de réduction*; des *Plaies de tête*; le *Serment*; la *Loi* (1). Il a ajouté après coup à cette liste, le *Médecin* et le *Mochlique*, qui est un extrait du livre des *Articulations* (2).

M. Daremberg, après avoir minutieusement scruté ce sujet, poussant encore plus loin l'analyse, a voulu simplifier et rendre plus exacte la division de M. Littré. Il a commencé par faire trois classes des écrits de la Collection,

---

(1) Littré. Ouv. cité ; 1839, t. I, p. 293.
(2) Littré. Ouv. cité ; 1841, t. III. *Avertissement.*

suivant qu'ils appartiennent *certainement, à peu près certainement* et *apparemment* à Hippocrate (1). Dans la première, nous trouvons seulement les *Articulations* et les *Fractures*. Cette distinction, beaucoup trop subtile, est inacceptable. Il en résulterait qu'Hippocrate, considéré à bon droit, toujours et partout, comme l'âme d'une grande École, comme un génie éminemment philosophique et médical, Hippocrate, qui a résumé un siècle et une science, n'aurait *certainement* composé que deux traités chirurgicaux !

Il nous serait facile de montrer d'autres imperfections dans ces classifications; mais ce serait un hors-d'œuvre. Il suffira de noter qu'après avoir attaché tant de prix à la question d'authenticité, et avoir indiqué la scholie relative aux *Préceptes*, M. Daremberg se contente de dire qu'il ne saurait *jusqu'à présent les ranger dans une catégorie bien déterminée* (2).

Au lieu de se livrer à de trop longues conjectures pour ou contre la légitimité des œuvres hippocratiques, il est préférable, selon nous, de se borner à la solution des questions suivantes :

1º Quels sont les écrits légitimes de l'École de Cos représentée surtout par Hippocrate ?

2º Quels sont ceux qui ne lui appartiennent pas ? — Caractéristique des uns et des autres. — Leurs rapports et leurs différences.

3º Quels sont parmi les premiers ceux qui portent, de la manière la plus marquée, l'empreinte de l'esprit hippocratique, tel qu'il est généralement conçu ?

---

(1) Daremberg. Ouv. cité; 1855. Préf., p. 91 et suiv

(2) Daremberg. Ouv. cité. Préf., p. 92.

Les questions étant résolues, le classement par ordre de matières nous paraît le meilleur.

Les *Préceptes* et la *Bienséance* ressemblent aux traités réputés les plus légitimes, par la méthode, par les idées doctrinales et par des détails importants; nous les plaçons à côté de l'*Ancienne Médecine*, le *Médecin*, la *Loi*, l'*Art*, le *Serment*. Il est bien moins intéressant de savoir si c'est Hippocrate lui-même, ou bien un ou plusieurs de ses disciples qui les ont écrits, sous sa dictée, avec ses notes, d'après ses leçons, ou seulement avec le même esprit qui animait le chef de l'École et liait entre eux les membres du corps enseignant et des médecins de Cos.

Il convient, en outre, quand il s'agit d'apprécier si un traité appartient ou non à la Collection, de ne pas apporter dans cette détermination un rigorisme trop absolu. Quelques nuances doctrinales, quelques dissidences même entre deux ou plusieurs traités ne suffisent pas pour admettre qu'ils proviennent de sources différentes. Hippocrate, comme la plupart des auteurs, a dû modifier quelquesunes de ses idées par le fait de l'âge et de l'étude; ses élèves ont pu être en désaccord sur plusieurs points secondaires; est-il dès lors surprenant qu'il y ait dans la Collection quelques opinions discordantes, quelques faits différemment envisagés ?

La *Bienséance* et les *Préceptes*, joints à quelques autres traités, contiennent en germe toute la méthode hippocratique. Pour donner une notion complète de cette méthode, il faudrait : 1° la comparer avec celle des philosophes contemporains, de leurs prédécesseurs et de leurs successeurs immédiats; 2° en faire l'application aux dogmes principaux de la médecine. Nous n'essaierons pas de remplir entièrement ce cadre; il nous suffira de jeter un coup d'œil général sur la méthode hippocratique considérée en elle-même.

M. Frank, après un grand nombre d'auteurs, appelle Hippocrate le Père de la médecine et de la philosophie naturelle (1). Cette appréciation, vraie à certains égards, ne doit pas être prise dans un sens trop absolu. Le Vieillard de Cos n'a pas tout créé par lui-même ; grâce à son érudition et à son éclectisme, il a largement profité des travaux de ses devanciers (2) ; il a eu l'immense mérite de les coordonner, de les étendre, d'en faire un corps de doctrine, et de formuler les véritables règles de la philosophie naturelle, qui n'est autre que l'Empirisme Rationnel : il est le Père de la médecine comme Socrate est le Père de la morale. L'un et l'autre ont détaché ces sciences de la philosophie générale qui avant eux absorbait toutes les sciences. Ils en ont constitué la méthode, la logique et les principes fondamentaux, et ont nettement établi leur étendue, leurs limites et leurs rapports avec la philosophie et les autres branches des connaissances humaines.

N'oublions pas qu'Hippocrate vivait dans le beau siècle de Périclès, au sein d'une École en relation avec l'Ionie, la Phénicie et la Grande Grèce où régnait l'École Italique fondée par Pythagore.

Échappant aux erreurs d'Anaximandre et des autres matérialistes de l'École Ionienne, il leur a emprunté la méthode inductive qu'il a perfectionnée, et s'est arrêté, en les modifiant, aux doctrines d'Anaxagore qui admettait au-dessus de la matière l'existence d'un principe in-

---

1 Diction. des sciences philosophiques, tom. III, p. 257.
2 Voir le Traité de l'*Ancienne Médecine.*

telligent. Le point de vue pratique manquait en grande partie à ce dernier ; Hippocrate l'a trouvé dans les traditions de ses ancêtres, dans Pythagore, dans Héraclite et enfin en lui-même. Les œuvres d'Empédocle et de Démocrite lui ont aussi fourni d'utiles matériaux. Les philosophes Pythagoriciens s'attachaient moins que ceux d'Ionie à la constatation des phénomènes ; ils cherchaient plutôt leurs causes et leurs lois. C'est chez eux que l'École de Cos a puisé la pensée des forces unitaires et harmoniques qui gouvernent le monde par l'ordre et sous la direction de Dieu (1).

La vraie méthode est par sa nature même très-large et très-compréhensive. Toute grande réforme scientifique doit commencer et a commencé par elle. Ainsi ont procédé les Écoles de Socrate, d'Hippocrate, de Bacon et de Descartes.

La méthode embrasse à la fois le point de départ, le but, les routes et les moyens de les parcourir pour arriver à la vérité. Indépendamment de cette méthode dite de *construction* et d'*invention*, il en existe une autre appelée méthode d'*exposition* consistant, comme le mot l'indique, dans l'art d'exposer ou de faire comprendre les données de la science. Guidé par la première, l'esprit humain rassemble les faits, les compare, les classe, les coordonne et en déduit tous les principes positifs qu'ils contiennent et qui les résument.

La méthode Hippocratique, avons-nous dit, c'est l'Empirisme Rationnel appliqué à la médecine. L'École de

---

(1) On lit dans le *Régime* : tout s'accomplit par une nécessité divine.

Cos ne s'est pas contentée d'en poser les préceptes ; elle les a remarquablement pratiqués et répandus, malgré de légères infractions.

Parmi les œuvres de la Collection qui portent, au plus haut degré, le cachet de cette heureuse association de l'expérience et du raisonnement combinés dans de justes proportions, signalons les Traités *des Airs, des Eaux et des Lieux*, les premières sections des *Aphorismes*, l'*Ancienne Médecine*, le *Pronostic*, le *Régime dans les maladies aiguës*, la *Maladie sacrée* (épilepsie), le 2me livre des *Prorrhétiques*, les *Humeurs*; le 1er, le 3me et une partie du 6me livre des *Épidémies*; la plupart des œuvres chirurgicales, particulièrement l'*Officine du médecin*, le *Mochlique*, les *Fractures*, les *Articulations*, les *Plaies de tête*. Viennent ensuite les Traités isagogiques et philosophiques, tels que l'*Art*, la *Loi*, le *Médecin*, les *Préceptes*, la *Bienséance*.

Pour les autres livres, il est plus difficile de porter un jugement en bloc. Leur appréciation au point de vue qui nous occupe nécessiterait une longue et minutieuse analyse : ainsi dans le *Régime*, le premier livre, presque exclusivement théorique, contient des principes généraux souvent hasardés et quelques autres susceptibles d'utiles applications (1). Les deux derniers sont beaucoup plus pratiques.

L'Empirisme Rationnel n'est pas convenablement fondu dans les dernières sections des *Aphorismes* ni dans les

---

(1) En comparant ce premier livre avec les documents que nous possédons sur l'École Pythagoricienne et sur Héraclite, on pourrait faire une intéressante étude pour l'histoire de la philosophie ancienne.

œuvres relatives aux maladies des femmes et des enfants et à l'obstétrique. Il y a souvent ou trop d'empirisme ou trop de rationalisme. Celui-ci domine dans une bonne partie des Traités de la *Nature de l'homme*, des *Lieux dans l'homme*, des *Principes* ou des *Chairs*, etc.

Quels sont les principaux procédés de la Méthode Hippocratique? Ces procédés s'associent; ils rentrent en partie les uns dans les autres; on peut cependant les isoler par la pensée et les considérer séparément, afin d'en rendre l'étude plus facile et plus complète. Ce sont: 1º *l'observation pure*; 2º *l'analyse* et la *synthèse*; 3º *l'hypothèse*; 4º *l'induction* et la *déduction*.

L'observation ou *l'expérience pure*, voilà la première source de la vérité en médecine. L'École de Cos ne se lasse jamais de le répéter. Elle recommande d'observer sans cesse avec l'attention la plus sévère, afin de bien voir tout ce que renferment les faits et rien que ce qu'ils renferment. Rigoureusement faite, l'observation médicale est difficile; elle exige une patience profonde et une application constante. Hippocrate s'appesantit surtout sur la nécessité d'observer à fond l'homme sain et malade, en lui-même et dans ses rapports avec le monde extérieur. L'étude de la marche naturelle des maladies, de leurs formes variées, de leurs modes de terminaison, de leurs complications et des effets du traitement, l'occupe au plus haut degré; nous avons insisté sur ce point dans nos commentaires. Il entre même dans une série de développements pour donner à l'observation médicale toute la puissance, l'étendue et la précision qu'elle comporte (1). Il exige que le malade soit visité plusieurs fois par jour et examiné avec la plus minutieuse attention ; il recommande ailleurs les visites du matin, parce que l'esprit et les sens sont plus reposés et possèdent plus d'activité et une perception plus nette des objets.

L'art est long, la vie est courte, l'expérience trompeuse ; il faut donc rattacher l'observation personnelle à celle d'autrui. Frappé de cette vérité, Hippocrate a donné l'exemple de l'érudition médicale dont il fait ressortir les avantages dans les *Préceptes* et dans l'*Ancienne Médecine*. Il n'a pas non plus méconnu les enseignements du hasard et les services que peut rendre l'expérimentation sagement appliquée et restreinte dans certaines limites.

De Gérando porte, à cette occasion, le jugement suivant : « Hippocrate, le premier inventeur des véritables méthodes d'observation, avait parfaitement senti combien la connaissance des facultés de l'esprit humain pouvait être éclairée par l'histoire des opinions. Il est à propos, disait-il, de contempler quelquefois d'un œil critique le progrès des arts et des sciences, et de chercher soigneusement pourquoi certaines vues, certaines expériences n'ont point réussi, quoiqu'elles dussent réussir, et pourquoi d'autres ont été accompagnées d'un éclat favorable, quoiqu'elles ne dussent point attendre un semblable succès ; si le hasard en a décidé, un tel hasard mérite qu'on le connaisse à fond (2). » Le *hasard* est un de ces mots qui ne servent souvent qu'à voiler notre ignorance. Quand on lui attribue la cause d'un phénomène, et que

---

(1) Voir, entre autres Traités, *Épidémies*, liv. I, édit. de Daremberg, p. 424-25.

(2) De Gérando. Hist. comp. des syst. de philos., t. I, p. 118.

ce phénomène se reproduit souvent, c'est qu'il existe probablement une loi dont nous ne connaissons pas encore la formule, et à la détermination de laquelle on peut parvenir par l'observation et la méditation. Hippocrate a donc raison de montrer la nécessité de cette étude. Quant à l'expérimentation dirigée par le raisonnement, elle est judicieusement appréciée, conseillée et pratiquée dans le Traité de l'*Art* et dans quelques autres écrits. Enfin la tradition et les croyances populaires et religieuses lui ont fourni quelques données utiles au milieu de bon nombre d'idées et de pratiques erronées qu'il a généralement repoussées (1), mais auxquelles son École et sans doute aussi lui-même ont parfois un peu trop sacrifié.

Telles sont les principales sources auxquelles l'observation médicale hippocratique a puisé ses matériaux : parmi elles, l'étude directe de l'homme sain et malade a été regardée, à juste titre, comme la plus essentielle et la plus riche en précieux résultats.

Mais les faits, quoique bien constatés et bien recueillis, ne suffisent pas pour constituer la science; ils n'en sont que la condition première; la science consiste dans la notion des causes qui les produisent et des lois qui les régissent : d'où la nécessité de féconder l'observation par la raison, de combiner les données de l'esprit avec le langage des faits, si l'on ne veut rester dans les limites d'un grossier et stérile phénoménalisme. Avec l'empirisme brut, point de systématisation, point de doctrine possible; il y a incompatibilité entre ces deux choses. « Les

---

(1) Voir surtout les Traités des *Airs*, des *Eaux* et des *Lieux*, et de la *Maladie sacrée*.

empiriques, dit Fréd. Bérard, dans sa belle exposition de l'Hippocratisme, rejetaient toute influence du raisonnement dans leurs systèmes, ce qui est aussi absurde à proposer qu'impossible à mettre en pratique. Ils ne voyaient pas que l'observation et le raisonnement sont unis par des liens indissolubles; que l'une ne peut exister sans l'autre : en effet, sans raisonnement on n'observe pas plus que l'on ne peut raisonner sans observation (1). » Ainsi l'expérience est le point d'appui le plus solide et le plus durable de la médecine; mais ce n'est pas la médecine entière. En second lieu, l'empirisme brut est aussi impossible que le pur dogmatisme. Les empiriques raisonnent tout en ayant l'air de nier les applications du raisonnement; les dogmatiques, tout en considérant l'expérience comme un joug onéreux, sont obligés de le subir en partie, de l'invoquer même, à moins de s'égarer sans cesse dans de chimériques divagations. Les systèmes les plus exclusifs qui ont eu quelque crédit se caractérisent par la prédominance alternative plutôt que par l'absence, soit de l'expérience, soit du raisonnement. La meilleure doctrine est celle dans laquelle l'un et l'autre sont en parfaite harmonie. Bien voir les faits dans leur ensemble et dans tous leurs détails; les apprécier de même, sans jamais se départir de l'application des règles d'une logique rigoureuse, voilà le seul moyen d'arriver au vrai en médecine, comme en toute science.

Galien fait jouer dans plusieurs de ses écrits un rôle exagéré au dogmatisme; il donne néanmoins d'excellents préceptes sur la logique et la méthodologie des sciences

---

1 Fréd. Bérard. Doctr. méd. de l'Éc. de Montp., p 150-51

naturelles. Voyant dans Hippocrate *le premier des Médecins et des Philosophes* (1), il proteste avec vigueur contre les praticiens vulgaires qui rabaissaient ce puissant génie au niveau d'un empirique : « Je désire mettre en évidence, s'écrie-t-il , l'irrévérence des médecins empiriques qui appellent Hippocrate un simple empirique. C'était le plus expérimenté de tous ceux qui se sont occupés de l'art médical ; mais il combinait, en outre, la raison avec l'expérience ; il pesait la première à la balance de la seconde, afin que les méditations logiques dont il se servait fussent toujours contrôlées par elle (2). Ces paroles sont profondément vraies ; le médecin de Pergame a parfaitement bien saisi le caractère de la méthode hippocratique.

Un même fait est souvent complexe ; il peut être envisagé sous différentes faces et avec des intentions très-variées. L'*analyse* doit alors intervenir ; elle consiste dans la décomposition d'un objet dans ses éléments réels. La *synthèse* est, au contraire, la reconstruction des éléments trouvés, de manière à arriver à un tout qui possède la même réalité. Ces deux opérations mentales se commandent l'une l'autre ; une bonne analyse conduit à une bonne synthèse, et réciproquement.

Pour devenir féconde en notions utiles, l'analyse doit être judicieusement pratiquée et renfermée dans une certaine mesure. Il faut ne diviser ni trop ni trop peu ; il

---

(1) Galien. Édit. de Daremberg, *que les mœurs de l'âme sont la conséquence du tempérament du corps*; 1854, t. I, p. 74.

(2) Galien. 3ᵉ commentaire sur le livre des *Articulations* d'Hippocrate. Édit. de Kühn. tom. XIX, p. 53.

faut désunir et non détruire. Platon voulait *qu'elle portât sur les articulations naturelles du sujet sans mutiler ses parties constituantes* (1). Diviser et unir, et non pas couper et confondre, tel est le précepte fondamental de l'École de Socrate et de Cos.

Hippocrate a poussé fort loin l'analyse dans toutes les branches de la médecine sans dépasser néanmoins, sauf quelques exceptions, les bornes qu'elle doit respecter. Il a distingué dans l'économie les solides, les fluides et les forces ; il a fort bien vu que les lois de l'ordre physique ne peuvent pas être confondues avec celles de l'ordre vital et de l'ordre intellectuel et moral. L'analyse ne l'at-elle pas encore conduit à une remarquable étude des principales facultés vitales et à une belle classification des facultés intellectuelles ?

A l'exemple de quelques-uns de ses prédécesseurs, le Père de la médecine a même essayé de parvenir à la détermination des éléments primitifs des choses, substituant cette fois l'hypothèse et les subtilités du dogmatisme aux données de l'expérience. On sait que, pour lui, ces éléments primitifs sont l'eau, l'air, la terre, le feu, correspondant aux quatre qualités humide, sec, froid, chaud, et de plus au doux, au salé, à l'amer, à l'acide ; mais il s'est bien gardé d'accorder trop de valeur à cette théorie à laquelle Galien devait donner plus tard un si fâcheux retentissement !

L'étiologie est l'objet d'une fine et savante analyse dans le Traité de l'*Air*, *des Eaux et des Lieux*, et dans celui *des Humeurs*. D'autres livres de la Collection nous offrent

---

(1) Phèdre, ou de la Beauté.

d'excellentes applications de l'analyse à la pathologie et à la thérapeutique ; les éléments spasme, fluxion, fièvre, douleur, etc., sont parfaitement étudiés au point de vue clinique ; les remèdes sont tour à tour distingués en reconstitutifs et débilitants, en altérants, en relâchants et astringents, en évacuants, etc.

Dans d'autres Traités, c'est surtout la synthèse qui domine ; le corps vivant est envisagé dans son ensemble : ce qui frappe surtout Hippocrate, c'est la solidarité, le *consensus*, l'harmonie qu'offrent entre elles les diverses parties de l'Organisme, ses actes spontanés, ses tendances à des efforts curateurs ayant pour but de ramener l'équilibre normal détruit par une cause morbide quelconque.

De même que les analyses, les synthèses hippocratiques offrent une grande variété ; elles sont en général vraies, complètes, naturelles. En pathologie, elles reposent surtout sur la considération des causes et du traitement, en vue des avantages pratiques, et non sur des notions purement spéculatives ou nosographiques, comme dans l'École Cnidienne.

Selon qu'on a pris isolément tel ou tel ouvrage d'Hippocrate, à l'exclusion des autres, on l'a trouvé tour à tour humoriste, empirique, dogmatique, etc. Ce mode d'appréciation est essentiellement vicieux. Quel est l'auteur qui ne s'est pas plus spécialement appesanti tantôt sur un point, tantôt sur un autre ? Pour bien juger Hippocrate, il faut le juger d'après la synthèse de ses œuvres.

Quel rôle joue l'*hypothèse* dans la méthodologie hippocratique? Remarquons d'abord que l'*hypothèse* n'est autre chose qu'une supposition, une conjecture ou une anticipation mentale plus ou moins fondée sur un certain nombre de faits et d'analogies. Les dogmatiques en ont abusé, tandis que, par une exagération contraire, les empiriques ont voulu l'exclure. « Ceux qui ont beaucoup blâmé les hypothèses, dit Fréd. Bérard, n'ont pas connu leurs usages et leurs services; pas plus que ceux qui veulent les introduire aujourd'hui dans la science ne connaissent leur place dans l'ordre des progrès de l'esprit humain (1). »

Les hypothèses vides, trop facilement transformées en réalités par l'esprit de système, sont vigoureusement combattues dans les *Préceptes* comme dans la *Bienséance* et l'*Ancienne Médecine*. Hippocrate reconnaît néanmoins que toute hypothèse dans les limites d'une vérification possible est légitime. Il s'en sert comme d'un moyen d'exploration parfois utile, tout en se gardant bien d'en faire le point d'appui de la science médicale; il veut qu'on la porte constamment au contact des faits qui en sont la vraie pierre de touche. On lit dans la *Bienséance* : « S'appuyer sur de simples conjectures, surtout en médecine, c'est une faute pour ceux qui suivent cet usage, et un malheur pour ceux à qui on l'applique. Si, par des raisonnements spécieux, on finit par se persuader que l'on possède la vraie science, celle qui émane de l'œuvre, la pratique fera reconnaître cette erreur, comme le feu découvre l'or qui est faux. » Cette pensée anime et vivifie la plupart des écrits de l'École de Cos.

Le principal écueil à éviter dans l'emploi de l'hypothèse est de convertir trop facilement des vœux et des espérances en réalités acquises, des aperçus ingénieux

---

(1) Fréd. Bérard. Doctr. méd., p. 37.

en vérités démontrées, une opinion de prédilection en fait irrécusable. Quand on sait la prendre pour ce qu'elle vaut, quand on reconnaît sa nature et son étendue, elle peut être et a été en effet la source de précieuses découvertes en médecine. Elle est le principe d'une foule d'inspirations ou de prévisions glorieuses que l'expérience a vérifiées ensuite. C'est ainsi qu'un traitement institué en vue d'une hypothèse probable montre souvent la nature expérimentale d'une maladie. C'est elle qui provoque et dirige en grande partie l'expérimentation : grâce à elle, on a pu étendre des lois démontrées pour une catégorie de phénomènes à une autre catégorie de phénomènes analogues.

Les successeurs d'Hippocrate l'ont moins bien maniée que lui et en ont fait un plus fréquent usage. Le principal reproche qu'on est en droit de leur adresser est d'avoir beaucoup trop subordonné la médecine à la théorie surannée et hypothétique des quatre humeurs et des quatre éléments.

L'*induction* est un procédé plus complexe que les précédents; il les comprend et les résume en grande partie; c'est le principal instrument de progrès dans les sciences expérimentales. L'*induction* est généralement définie l'art de s'élever du particulier au général; et la *déduction* l'art de descendre du général au particulier. Cette définition ne s'applique qu'à un des modes, le plus commun sans doute, de cette forme de raisonnement; il en est d'autres, également utiles, que l'induction renferme. Tantôt, des qualités apparentes, elle s'élève aux qualités intérieures; des actes, au but final, etc. Elle peut conclure subitement du fait à la cause, ou bien n'arriver à la détermination de celle-ci que d'une manière lente et graduelle.

L'induction hippocratique consiste surtout à observer les faits, à les analyser sous toutes leurs faces, à les classer d'après leurs principaux rapports, et à établir les formules ou lois qui en découlent; elle commence par les plus simples et les plus spéciales, pour arriver successivement à des principes de plus en plus généraux, en soumettant ceux-ci au critérium des faits qui ont servi à les produire.

Prévoir et agir, voilà le but pratique de toute science. Hippocrate l'a parfaitement compris. C'est pour cela qu'il s'est tant attaché à l'étude des lois physiologiques et pathologiques, à leurs rapports, à leurs différences, à la *prognose* qui prévoit (1) et aux indications thérapeutiques qui montrent dans quel sens il faut agir.

« L'entendement guidé par l'observation de la nature, dit l'auteur des *Préceptes*, marche ensuite vers la **vérité**. » C'est le procédé inductif, arme puissante mais difficile à diriger; elle peut conduire à de grandes vérités; mais son application est parfois dangereuse. Elle conclut du même au même, et, par extension, du même à l'analogue. Pour profiter de tous ses avantages, il importe donc de ne pas confondre les faits semblables ou analogues avec les faits identiques; les différences qui séparent les deux ordres de faits doivent se retrouver dans les deux ordres de lois qui leur correspondent. Il faut

---

(1) La *prognose* est plus large que le *pronostic* : c'est l'art de connaître le passé et l'avenir d'une maladie, en rassemblant et coordonnant toutes les données de l'observation

éviter de ne jamais prendre l'accessoire pour l'essentiel. En d'autres termes, l'induction ne rend de véritables services qu'à la condition d'observer, d'analyser, de synthétiser et de juger de la manière la plus sévère.

Habilement pratiquée, elle a permis à Hippocrate d'expliquer une foule de faits, c'est-à-dire de les rapporter à des lois, d'établir des règles générales dans lesquelles ceux-ci trouvent leur place. La plupart de ses *aphorismes* sont le fruit d'une vaste expérience vivifiée par les ressources de son esprit puissamment inductif. C'est ce même esprit qui a fait du traité de l'*Air, des Eaux et des Lieux*, et de plusieurs autres, des monuments impérissables. Ainsi s'est formée la science médicale. La pratique n'est autre chose que la mise en action, par voie déductive, des faits-principes ou des règles obtenues à l'aide de cette méthode.

On attribue généralement à Bacon la gloire d'avoir changé la direction de la science, en la rendant plus pratique. Cet éloge est exagéré. Hipppocrate, comme on le voit, a proclamé la nécessité d'observer attentivement les faits et de s'élever par voie inductive à la notion des formules qui les résument; il a créé une École pénétrée de ce principe; il s'est, en outre, constamment attaché au point de vue pratique, but essentiel de la médecine. L'enseignement de Cos partage cet honneur avec celui de Socrate; on peut même affirmer que les vrais disciples de Cos se sont moins écartés que le baron de Vérulam des règles d'une bonne méthodologie appliquée aux sciences naturelles.

Avec une méthode aussi large, Hippocrate devait aboutir à une doctrine féconde. C'est effectivement ce qui a eu lieu. Il a opéré le premier, en médecine, la conciliation de l'expérience et du raisonnement, de la pratique et de la théorie. Après avoir fait une part équitable à l'observation et à la méditation, à l'empirisme et au rationalisme, il a posé les principes fondamentaux de notre science et les a poursuivis dans la plupart de leurs applications, se montrant à la fois éclectique et novateur.

S'il est vrai que ce grand homme a beaucoup emprunté à ses devanciers, reconnaissons aussi qu'il a été considérablement utile à ses successeurs, au point de vue de la méthodologie. En continuant cette étude dans les œuvres de Platon et d'Aristote, on pourrait appliquer à ces deux philosophes, d'une manière générale, ce que Galien dit de l'un d'eux et de Théophraste, à propos d'un cas particulier : « Aristote et Théophraste, ainsi que leurs disciples, se sont surtout attachés à poursuivre et à développer la méthode créée par Hippocrate, et ils l'ont, en effet, complétée (1). » Il serait même facile de montrer que les Écoles de Socrate et de Cos renferment l'idée-mère de l'analyse et de la synthèse appliquées à la géométrie, à l'histoire naturelle, à la physique et à la chimie.

FIN.

---

1) *Methodus medendi*, liv. II, édit. de Kuhn, t. X, p. 118.